Haftung: Alle Angaben in diesem Buch sind nach bestem wissenschaftlichen Können der Autorinnen und Autoren gemacht. Weder die der Autorinnen und Autoren noch der Verlag können für Angaben über Dosis und Wirkung Gewähr übernehmen. Es bleibt in der alleinigen Verantwortung des Lesers, diese Angaben einer eigenen Prüfung zu unterziehen. Auf die geltenden gesetzlichen Bestimmungen wird ausdrücklich hingewiesen.

Alle Rechte, insbesondere die des Nachdrucks, der Übersetzung, des Vortrags, der Radio- und Fernsehsendung und der Verfilmung sowie jeder Art der fotomechanischen Wiedergabe, der Telefonübertragung und der Speicherung in Datenverarbeitungsanlagen und Verwendung in Computerprogrammen, auch auszugsweise, vorbehalten.

© BACOPA Handels- & Kulturges.m.b.H., BACOPA VERLAG
4521 Schiedlberg/Austria, Waidern 42
E-Mail: verlag@bacopa.at
www.bacopa-verlag.at

Druck: MA-TISK
Printed in Slovenija
ISBN 978-3-901618-19-2
1. Auflage, 2007

Klaus Zapotoczky
Irmgard Wintgen-Samhaber
(Hrsg.)

Fernöstliche Heilkunst: Mode – Trend – Hilfe?

BACOPA VERLAG

11
FLORIAN PLOBERGER
Krankheit aus der Sicht der Traditionellen Chinesischen Medizin (TCM)

31
VINOD VERMA
Die sanfte Medizin des Ayurveda

61
DÖNCKIE EMCHI
Tibetische Medizin – das uralte Heilwissen aus dem Himalaya

111
XIAOYA LI
Akupunktur und Traditionelle Chinesische Medizin

131
JOHANNES KAINBERGER
Qi Gong – der Weg für ein gesundes und langes Leben

169
WOLFGANG LEHNER
Die Traditionelle Thailändische Medizin

189
KOSCHKA HETZER-MOLDEN
Wenn Götter speisen (Gesundes Essen für Körper und Seele)

203
KLAUS ZAPOTOCZKY
Zur Bedeutung «fernöstlicher Heilkunst» für das Wohlbefinden

229
VERONIQUE T. GORRIS
Der Therapeut als Heilmittel.
Ethnotherapeutische Aspekte in der körperorientierten Psychotherapie. Imagination und archaische Gesten.

248
Kurzbiographien der Autoren und Herausgeber

Vorwort

Die Idee für diese Publikation geht auf den Arbeitskreis «Gesunde Ernährung zwischen Wunschdenken und Realität» zurück, den Irmgard Wintgen-Samhaber und Peter Watzka anlässlich des 11. Linzer Gesundheitssymposions «Gesundheit im Brennpunkt» leiteten und bei dem Florian Ploberger und Vinod Verma gesundheitsbezogene Vorträge über Ernährung hielten. Bei einer späteren Sonderveranstaltung an der Johannes Kepler Universität Linz zum Thema «Fernöstliche Heilkunst und Lebensstil» wurden weitere der in diese Publikation aufgenommenen Beiträge als Vorträge gehalten, und die Herausgeber haben versucht, weitere Beiträge zum Thema Fernöstliche Heilkunst in ihrer Begegnung mit Europa und Europäern zu gewinnen, so auch den Beitrag von Koschka Hetzer-Molden, der auf ihre Arbeit beim und für den ORF Wien zurückgeht und dessen filmische Gestaltung im Rahmen der Alpbacher Gesundheitsgespräche gezeigt und für diese Publikation neu bearbeitet wurde.

Warum die Fernöstliche Heilkunst heute in Europa thematisieren? Auf diese Frage gibt es vier sehr unterschiedliche Antworten:

1. Seit Jahren gibt es eine (wachsende) Gruppe von Menschen, die sich – manchmal aus Enttäuschungen verschiedenster Art durch die moderne Schulmedizin – alternativen Heilmethoden – gelegentlich auch in unverantwortlicher Weise, aber in der großen Mehrzahl in verantwortungsbewusster Weise – zuwenden und dabei häufig fernöstliche Heilmethoden bevorzugen. Mehr Wissen über diese Fernöstliche Heilkunst und ihre Intentionen zu erlangen, ist daher eine wichtige Aufgabe.

2. Seit der Deklaration der Ottawa Charta der WHO 1986 wird deutlich, dass Gesundheit weit gefasst und ganzheitlich zu verstehen ist und dass der jeweiligen kulturellen Grundhaltung der unterschiedlichen Bevölkerungen in den verschiedenen WHO Gesundheitsregionen große Bedeutung zukommt und dabei – schon

rein zahlenmäßig, aber auch durch die lange kulturelle Tradition – der fernöstlichen Heilkunst und ihrem Verstehen große Bedeutung zukommt.

Weltweit wird klar, dass der Lebensstil einen überragenden Einfluss auf die Gesundheit hat und dieser Lebensstil durch die Werthaltungen der Menschen, ihre Wünsche, Hoffnungen und Befürchtungen, durch Traditionen und historische Entwicklungen, aber auch durch spirituelle und religiöse Überzeugung wesentlich geprägt ist.

Auch der Umweltgestaltung im weitesten Sinn, der Beziehung des Menschen zur ihn umgebenden Natur, die Position des Menschen in der Welt und im Kosmos, die Beziehungen und Haltungen der Menschen zueinander und die Vorstellungen einer gemeinsamen, gesunden Gestaltung der Lebenswelt wird immer mehr Beachtung geschenkt, auch wenn die Unterschiede in den verschiedenen Weltregionen groß und die Probleme oft andere sind.

Vor allem in den reichen Ländern wird vermehrt die Frage nach einer «richtigen» bedarfsgerechten Gesundheitsversorgung gestellt, weil einerseits die (technischen) Möglichkeiten der modernen Medizin immer größer (und teurer) werden, zugleich immer mehr Menschen in diesen Ländern alt bzw. sehr alt werden, daher tendenziell mehr gesundheitliche Versorgung brauchen, und andererseits durch die Chronifizierung von Krankheiten und die Tendenz zu einem langsamen – oft Jahre dauernden – Sterben neue Bedürfnisse auftauchen, die neue Ansätze bei Gesundheitsförderung und Prophylaxe, Kuration und Rehabilitation, aber auch bei der Sterbebegleitung, z.B. in der Form der Hospizbewegung, erfordern. Dabei kommt der – lange Zeit weniger beachteten – geistig-seelischen und spirituellen Behandlung und Begleitung der Menschen eine wachsende Bedeutung zu und viele sehen solche Betreuungsansätze vor allem in den fernöstlichen Religionen und der mit ihnen verbundenen fernöstlichen Heilkunst.

3. Die fernöstliche Heilkunst vertritt einen ganzheitlichen Ansatz, der auch in Europa vertreten wurde, aber durch die großen Erfolge der (ausschließlich) naturwissenschaftlich orientierten Medizin zurückgedrängt wurde.

Aus der fernöstlichen Heilkunst könnten Anregungen gewonnen werden, auch die europäischen Gesundheitswissenschaften ganzheitlich und umfassend zu verstehen und unser Krankheitssystem durch eine Soteriologie zu ergänzen, wie Aaron Antonovsky vorgeschlagen hat. Nicht in erster Linie aus Kostengründen – obwohl dies auch ein wichtiger Aspekt ist – sondern auch aus Gründen der Humanadäquanz und der Beachtung der Humanqualität im gesamten Gesundheitsbereich sollte Gesundheitsförderung und Prävention mehr unterstützt werden. Unter Beachtung des physischen, psychischen und sozialen Wohlbefindens könnte dabei auf eine ausgewogene Lebensstilgestaltung gedrängt werden, darüberhinaus auch die spirituellen Aspekte, die Bedeutung einer gesunden Umwelt und die Notwendigkeit eines friedvollen weltweiten gesellschaftlichen Zusammenlebens beachtet werden.

4. Die Fernöstliche Heilkunst hat auch mitbewirkt, dass Ansätze der Ethnomedizin allgemein in verschiedenen Bereichen der Gesundheitsarbeit vermehrte Beachtung finden. Veronique T. Gorris konnte gewonnen werden, ihre Erfahrung hinsichtlich der Verwendung ethnotherapeutischer Aspekte in der körperorientierten Psychotherapie darzustellen. Besonders geht Frau Gorris auf die Bedeutung von archaischen Körpersymbolen, spezifischen Verhaltensweisen und Gesten ein, die von Therapeuten und Klienten für die Gesundheitsarbeit kulturübergreifend verwendet werden (können) und Impulse sowohl aus uralten Traditionen als auch aus der Gebärdensprache beziehen.

Die Herausgeber danken allen Autoren, dass sie bereit waren, ihre Beiträge zu Verfügung zu stellen und sie entsprechend zu bearbeiten, dem Bacopa-Verlag danken wir herzlich für die Mühe und die Geduld und alle Leser bitten wir um Rückmeldung. Wir wollen diese Wege weiterverfolgen, auch wenn es nicht immer leicht ist, verschiedene Ansätze zum Wohle aller zusammenzuführen bzw. zu einer konstruktiven Auseinandersetzung anzuregen.

Klaus Zapotoczky
Irmgard Wintgen-Samhaber

Linz, im Jänner 2007

Florian Ploberger

Krankheit aus Sicht der Traditionellen Chinesischen Medizin (TCM)

Was bedeutet zunächst einmal Gesundheit aus Sicht der TCM? Ein chinesischer Arzt betrachtet einen ausgewogenen, harmonischen Zustand sowohl zwischen Yin und Yang als auch innerhalb der fünf Wandlungsphasen als Gesundheit.

Das Yin Yang-System ist mittlerweile in Europa schon vielen Menschen vertraut. Diese Einteilung wird das erste Mal 2500 v.Chr. in dem Buch «Der Klassiker des Gelben Kaisers» (auf chinesisch «Huang Di Nei Jing») erwähnt. Der Text ist das älteste erhaltene Werk in der Geschichte der Traditionellen Chinesischen Medizin. Darin steht beschrieben, dass alles Existierende sich in zwei Polaritäten einteilen lässt. Yin und Yang stehen in einer wechselseitigen Abhängigkeit zueinander. Yin steht für das Weibliche und Dunkle, das Zusammenziehende, Kalte und Chronische, während Yang für das Aktive, Männliche, Zentrifugale und das Wärmende steht.

YIN	YANG
Innen	Außen
Erde	Himmel
Weiblich	Männlich
Kalt	Warm
Leere	Fülle
Chronisch	Akut
Nacht	Tag

Von Bedeutung ist in diesem Zusammenhang, dass keine Polarität ohne der anderen bestehen kann. Dies möchte ich anhand eines

Beispieles veranschaulichen: Wenn man einen Mann im Verhältnis zu einer Frau sieht, dann ist der Mann im Verhältnis zur Frau Yang, während diese dem Yin entspricht. Wenn man allerdings einen durchschnittlichen Mann im Verhältnis zum Boxer Mike Tyson sieht, dann ist der Mann Yin im Verhältnis zu Mike Tyson, der in diesem Fall den Yang-Part darstellt.

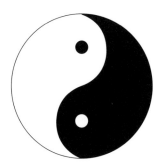

Schön wird diese Relativität mit ihren Übergängen durch das Yin Yang-Zeichen symbolisiert. Dieses stellt die fließenden Übergänge und Umwandlungen anschaulich dar: kleines Yin geht in großes Yin über, dieses geht in ein kleines Yang über, usw. Schön zu sehen ist, dass an der Stelle des größten Yins (schwarze Farbe) bereits ein kleines Yang enthalten ist. Dies wird durch den kleinen weißen Kreis symbolisch dargestellt. Auf unser Beispiel zurückkommend bedeutet dies: eine Frau, die nach außen das Yin verkörpert und darstellt, ist innen Yang. Dem entsprechend ist es beim Mann umgekehrt.

An Hand der Fünf Wandlungsphasen (gleichbedeutend mit der nicht ganz korrekten Simplifizierung «Fünf Elemente») unterteilen die Chinesen jegliche Erscheinung der Welt, d.h. alles existierende. Nicht nur Krankheiten werden den Fünf Wandlungsphasen zugeordnet, sondern jede Eigenschaft, jede Körperfunktion, die Jahreszeiten, Farben, Geschmäcker, usw.

Auf der folgenden Abbildung sind die sogenannten Fünf Wandlungsphasen dargestellt: Holz, Feuer, Erde, Metall, Wasser mit ihren dazugehörigen Organen. Links steht jeweils das Yin-Organ, rechts das entsprechende Yang-Organ.

Krankheit aus Sicht der TCM

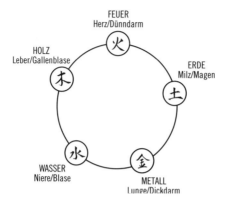

An dieser Stelle eine wesentliche Bemerkung: wenn in der TCM von Organen gesprochen wird, dann entsprechen diese Organe keinesfalls den gleichnamigen Organen aus der westlichen Medizin. Wenn in der TCM z.B. von der Leber die Rede ist, dann entspricht sie nicht dem westlichen Organ Leber, das klar anatomisch definiert ist und sich rechts unter dem Rippenbogen befindet, sondern sie ist funktionell definiert. Die Leber aus Sicht der TCM ist für den Energiefluss zuständig und steht in Korrelation mit der Zirkulation des «Qi» (entspricht dem Begriff der Energie).

Zurück zu unserem Thema: Krankheit aus der Sicht der TCM bedeutet ein Ungleichgewicht in einem der oben angeführten Systeme. Es kann ein Überschuss oder Mangel an Yin oder Yang bestehen; in Bezug auf die Fünf Wandlungsphasen kann ein Organ zuviel, dafür ein anderes zu wenig Energie aufweisen, bzw. kann auch ein Energiestau auftreten.

Wie ist die Vorgangsweise eines chinesischen Arztes? Der chinesische Arzt beschränkt sich auf seine Sinnesorgane. Er betrachtet, fühlt und riecht. Wenn ein Patient einen Arzt der TCM aufsucht, wird der chinesische Arzt folgende Diagnosemethoden anwenden: Anamnese-Gespräch, Gesichts-, Zungen- und Pulsdiagnostik. Diese Diagnoseformen hatten sich entwickelt, als es im alten China unüblich war, sich vor Ärzten zu entkleiden. So wurde dem Arzt lediglich die Zunge gezeigt und die Hand zur Pulsdiagnostik gereicht. Auf diese Weise kann ein TCM-Arzt bereits die Diagnose stellen; er braucht keine Zusatzinformationen wie Blutanalyse,

Röntgen-, Ultraschall und Computertomographiebefunde und gentechnische Analysen, wie sie bei uns im Westen gängig sind.

Es existieren in der TCM keine westlich definierten Krankheiten, wie Migräne, Grippe, Lungenentzündung, Gallensteine, chronisch entzündliche Darmerkrankung, Herzinfarkt usw, sondern energetisch definierte Zustandsbilder, im Rahmen derer ein Patient verschiedene Beschwerden aufweisen kann.

Ein typisches chinesisches Krankheitssyndrom ist die Leber-Qi-Stagnation. Folgende Symptome kann ein Patient mit Leber-Qi-Stagnation aufweisen:
- Seitliche Kopfschmerzen
- Schluckbeschwerden
- Schmerzen unter den Rippenbögen
- Kalte Extremitäten
- Prämenstruelles Syndrom
- Reizbarkeit
- Seufzen

Puls: Gespannt
Zunge: Bläulich

Häufig ist das Hauptbeschwerdebild seitlicher Kopfschmerz (in der westlichen Medizin als Migräne bezeichnet), mit dem der Patient einen chinesischen Arzt konsultiert. Zusätzlich wird sich der chinesische Arzt nach weiteren Beschwerdebildern erkundigen, nachdem er die Zunge und den Puls des Patienten untersucht hat. Wenn mehrere der oben genannten Symptome bestehen, wird der chinesische Arzt die Diagnose Leber-Qi-Stagnation stellen.

Anschließend gibt der Arzt Therapie-Empfehlungen. Mit Hilfe der Therapie wird versucht, den Krankheitsursachen entgegenzuwirken. Als Krankheitsursachen aus Sicht der TCM können aufgelistet werden:
- Klimatische Faktoren (z.B.: Wind, Hitze, Kälte, Feuchtigkeit und Trockenheit)
- Emotionale Faktoren
- Diätfehler
- Suchtmittel
- Physische Über- bzw. Unterforderung

- Verletzungen
- Parasiten

Weiters wird auch die Konstitution des Patienten mit in Betracht gezogen. Gleiche Voraussetzungen und Verhaltensmaßnahmen führen bei manchen Menschen zu Krankheiten, während andere gesund bleiben. Als Beispiel sei der Symptomenkomplex der Feuchten-Hitze genannt. Wenn sich eine Reisegruppe in einem Land mit Feuchter-Hitze (Tropen) befindet, werden sich nur diejenigen Teilnehmer Tropenkrankheiten (westliche Definition!) zuziehen, die schon vorher Symptome von Feuchter-Hitze aufgewiesen haben (dazu zählen: Hitze-Unverträglichkeit, übelriechender Stuhl und Urin, starker Körpergeruch, gelber Zungenbelag, schneller, gleitender Puls). Diese Personen werden eher an Magen-Darm-Infekten sowie auch an Hepatitis erkranken (diese Krankheitsbilder werden in der chinesischen Medizin den Feuchte-Hitze Erkrankungen zugeordnet). Die anderen Teilnehmer der Gruppe, auch wenn alle die gleiche, möglicherweise mit Keimen kontaminierte Nahrung zu sich nehmen, werden beschwerdefrei bleiben. Zurück zur Therapie: Den chinesischen Ärzten stehen mehrere Methoden zur Verfügung:

1.) Verhaltensempfehlungen
2.) diätetische Maßnahmen
3.) Akupunktur und
4.) als Krönung chinesische Kräutertherapie

Zu den Therapien im Einzelnen, angeführt anhand eines Beispiels, der Leber-Qi-Stagnation: Das Ziel der Verhaltenstherapie für einen Patienten, der an Leber-Qi-Stagnation leidet, ist, den harmonischen Energie-Fluss wieder in Bewegung zu bringen. Dazu sind in erster Linie bewegende Aktivitäten wie Tanzen, Singen, Malen, im Freien spazieren gehen usw. geeignet. Der Patient soll sich wohl fühlen und sein kreatives Potential ausleben. Alles ist erlaubt, was dem Menschen Freude bereitet. Oft werden auch Veränderungen der Lebenssituation, sei es beruflich, privat oder im Wohnbereich, und/oder aber auch von Denk- und Sichtweisen hilfreich sein.

Dies hat Seine Heiligkeit, der Dalai Lama, wunderbar ausgedrückt, in dem er sagte: «Dinge, die zu ändern sind, soll man ändern; Dinge, die nicht zu ändern sind, kann man ohnehin nicht ändern, warum soll man sich also aufregen?!» (Letzteres entspricht der Änderung der Sichtweise!).

Der nächste Punkt der Therapie betrifft die Diätetik. Auf die Leber-Qi-Stagnation bezogen, spielt die Diätetik nur eine untergeordnete Rolle. Wichtig ist in diesem Fall, dass das Essen mit Freude eingenommen wird und es schmeckt. Auch wenn der Patient «sündigt», sollte er keine Schuldgefühle haben. Insgesamt ist es vorteilhaft, viele Kräuter beim Kochen zu verwenden. Chinesische Lehrer empfehlen, Rotwein beim Kochen zu verwenden.

Die Akupunktur betreffend: Bei Leber-Qi-Stagnation werden die klassischen Akupunkturpunkte, die das Leber-Qi befreien, verwendet. Diese sind: Leber 3, Gallenblase 34.

Zur Kräutertherapie: Es sollen in diesem Rahmen keine chinesischen Kräuter genannt werden, sondern entsprechende westliche Kräuter Erwähnung finden. Hierbei sind z.B. Frauenmantel und Schafgarbe zu nennen. Beide wirken Leber-Qi-Stagnationen entgegen.

An dieser Stelle ein paar Anmerkungen zur chinesischen Kräutertherapie in Österreich: Es sind in Österreich 220 verschiedene chinesische Kräuter in ca. 30 Apotheken erhältlich. Diese Kräuter können in drei verschiedenen Zubereitungsformen dem Patienten verschrieben werden:

Die erste Form sind getrocknete Kräuter (hauptsächlich Wurzeln). Diese werden dem Patienten mit nach Hause gegeben und dann vom Patienten selbst zubereitet (Kräuter einweichen und längere Zeit bei kleiner Hitze kochen).

Die zweite Darreichungsform besteht in Form eines Dekoktes (chinesischer Name lautet Tang, wörtlich übersetzt Suppe). Dies bedeutet, dass die Kräuter in der Apotheke zubereitet, mit einem Konservierungsmittel versetzt und in einer Flasche dem Patienten mit nach Hause gegeben werden (reicht in der Regel für 2 Wochen). Im Allgemeinen ist es üblich, dass der Patient 3x täglich 22 ml der fertigen Flüssigkeit zu sich nimmt.

Die dritte Form ist in Österreich relativ bekannt, es ist dies das Granulat. Hier werden die Kräuter in pulverisierter Form an den Patienten abgegeben und von diesem 3x täglich 1 TL in warmem Wasser aufgelöst. Der Vorteil ist, dass die Kräuter in dieser Darreichungsform nicht viel Platz einnehmen und sie ohne Mühe überall hin mitgenommen werden können.

In China gibt es bei weitem mehr als die erwähnten 220, in Österreich erhältlichen Kräuter. So gibt es in den meisten Apotheken in China zwischen 700 und 2200 verschiedene Kräuter sowie auch Mineralien und Tierprodukte. Es ist prinzipiell möglich, westliche und östliche Kräuter in einer Rezeptur gemeinsam zu verwenden, es liegen diesbezüglich jedoch noch keine ausreichenden Erfahrungen vor.

Besonders hilfreich sind westliche Kräuter bei dem Zustandsbild der Feuchten-Hitze. Entsprechende Krankheitsbilder in der westlichen Medizin sind Gallensteine, hoher Blutdruck, Prostataentzündungen, Hautprobleme, Kopfschmerzen etc. Hier helfen die westlichen Kräuter mit bitterkalten Eigenschaften wie Löwenzahn, Enzianwurzel, Rhabarberwurzel, Tausendguldenkraut, Frauenmantel, Schafgarbe und Erdrauch ausgezeichnet.

Interessant ist in diesem Zusammenhang, dass genau diese bitterkalten Kräuter in unserer alten Medizintradition des Mittelalters als Stärkungsmittel, also als Tonics, verschrieben wurden, während die chinesische Medizin sagt, dass diese Kräuter ausleitend, entzündungshemmend, absenkend, wirken.

Wie lässt sich dieser Widerspruch erklären? Eine mögliche Antwort ist, dass die Patienten im Mittelalter zum großen Teil unter Feuchter-Hitze-Problematiken gelitten haben. Durch das Ausleiten dieser Feuchten-Hitze haben sich die Menschen subjektiv gestärkt und allgemein gebessert gefühlt.

Zu den Qi-Tonics der chinesischen Medizin: Der berühmteste Vertreter ist sicherlich die Ginsengwurzel (chinesischer Name Renshen, lateinisch Radix Ginseng). Hier haben wir im Westen noch kein entsprechendes Korrelat gefunden. Auch die sogenannten Blut tonisierenden Kräuter der TCM, deren berühmtester Vertreter die chinesische Angelikawurzel (chinesischer Name Danggue, lateinisch Radix Angelicae sinensis) ist, können nicht durch westliche Kräuter ersetzt werden, denn die westliche Angelikawurzel wirkt anders als die chinesische Angelikawurzel.

Florian Ploberger

Anhang

Physiologie der 5 Wandlungsphasen («5 Elemente»)

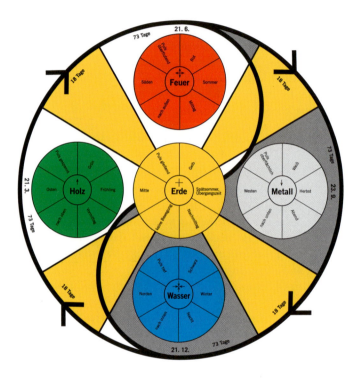

Krankheit aus Sicht der TCM

	Holz	**Feuer**	**Erde**	**Metall**	**Wasser**
Yin Organ	Leber	Herz	Milz	Lunge	Niere
Yang Organ	Gallenblase	Dünndarm	Magen	Dickdarm	Blase
Organzeiten	Leber 1–3 / Gallenblase 23–1	Herz 11–13 / Dünndarm 13–15	Milz 9–11 / Magen 7–9	Lunge 3–5 / Dickdarm 5–7	Niere 17–19 / Blase 15–17
Öffner	Augen	Zunge	Lippen	Nasenlöcher	Ohren
Funktionen	speichert Blut	bewegt das Blut	Transport, Extraktion	Meister des Qi	bewahrt das Jing
Sinnesfunktion	Sehen	Sprechen	Geschmack	Riechen	Hören
Flüssigkeit	Tränen	Schweiß	Speichel	Flüssigkeit in Lungen	Urin, Speichel bei Liebe/Qi Gong
Tageszeit	Morgen	Mittag	Spätnachmittag	Abend	Nacht
Jahreszeit	Frühling	Sommer	Spätsommer, Übergangszeiten	Herbst	Winter
Himmelsrichtung	Osten	Süden	Mitte	Westen	Norden
Klimafaktor	Wind	Hitze	Feuchtigkeit	Trockenheit	Kälte
Bewegung	nach oben	nach außen	keine Bewegung	nach unten	nach innen
Geschmack	sauer	bitter	süß	scharf	salzig
Geruch	säuerlich	verbrannt	duftend	penetrant	verwesend
Schädigung durch	zuviel Laufen	zuviel Lesen	zuviel Denken	zuviel Liegen	zuviel Stehen
Körperteile	Muskeln, Sehnen, Nägel	Blutgefäße	Bindegewebe, Fleisch	Körperhaare, Haut	Knochen, Kopfhaare
geistige Komponente	Hun	Shen	Yi	Po	Zhi
Positive Yin-Eigenschaft	Geduld	geistige Klarheit, friedvoll	fürsorglich, vernünftig	Selbstlosigkeit	weise
Positive Yang-Eigenschaft	Kreativität	neugierig, begeistert	hilfsbereit	großzügig	furchtlos, willensstark
Negative Yin-Eigenschaft	Frustration	Trauer	Grübeln	Zukunftssorgen	Angst
Negative Yang-Eigenschaft	Zorn	Hysterie, Begierde	Fanatismus	Egoismus, Sucht	machtsüchtig
Farbe	Grün	Rot	Gelb	Weiß	Schwarz
Puls	gespannt	überflutend	gleitend	oberflächlich	tief
Gesichtsregion	rechte Wange	Stirn	Nase	linke Wange	Kinn

1. Leber (Chinesisch: Gan)

Laut TCM ist die Leber für die Speicherung des Blutes zuständig. Dieses wird abgegeben, um Muskeln und Sehnen zu versorgen und das Herz zu nähren. Zusätzlich ist die Leber für die Beförderung und Ausscheidung zuständig. So stehen unter anderem die Darmperistaltik und das Zwerchfell unter dem Einfluss der Leber.

Die Leber ist für den freien Qi Fluss verantwortlich. Was die Leber gar nicht mag, ist Druck, Einengung, nicht ausleben können des eigenen Potentials usw. Dies führt zu einer Leber-Qi-Stagnation mit den Symptomen: Zyklusschmerzen, Prämenstruelles Syndrom (PMS), Schmerzen der Brust und unter dem Rippenbogen, Reizbarkeit, der Patient seufzt gerne, neigt zu Kopfschmerzen im Schläfenbereich und Schmerzen unter dem Rippenbogen, lässt sich nicht anfassen usw. Oft wirkt sich die Anspannung auch auf das Herz mit Beklemmungsgefühlen und auf den Magen (Holz attackiert Erde) mit Schmerzen im Bauchbereich, Völlegefühl und Blähungen aus. Um die Symptome einer Leber-Qi-Stagnation gut verstehen zu können, ist es nützlich, den inneren Verlauf des Leber Meridians zu kennen. Bei der Leber ist der innere Verlauf vereinfacht folgender: Der Leber Meridian geht durch den Magen, die Leber, das Zwerchfell und beim Herz vorbei. Im Hals passiert er die Schilddrüse und zieht weiter in Richtung Augen, mit einer Abzweigung zur Zunge. Das Ende ist am Vertex.

Doch zurück zur Leber-Qi-Stagnation und den inneren Verlauf des Meridians: Dieser geht durch den Magen (Symptome: Schmerzen im Bauchbereich, Völlegefühl und Blähungen), das Herz (Symptom: Beklemmungsgefühl), das Zwerchfell (Symptom: Kurzatmigkeit, Beklemmung, Seufzen), den Hals (Symptome: Schluckstörungen, Kloß im Hals oder, wie es die Chinesen nennen: Pflaumenkerngefühl) hinauf in den Kopf (Symptom: Kopfschmerzen im Vertexbereich und Migräne).

Die Augen sind der Öffner der Leber. Obwohl sich alle Meridiane in den Augen treffen, ist die Leber ihr Hauptversorger. In der Gesichtsdiagnostik wird mit Hilfe der Augen das «Shen» des Menschen diagnostiziert. Je klarer die Skleren und je ruhiger die Augen, desto klarer das Shen. Bei trüben Augen ist auch das Shen getrübt!

Die Sehnen und Muskeln werden von der Leber versorgt. Die Fingernägel sind «Die Vollkommenheit der Sehnen». Auch die Augen und Haare werden von der Leber versorgt. So äußert sich ein Leber-Blut-Mangel in weichen Fingernägeln, trockenen und brüchigen Haaren, Anfälligkeit zu Sehnenscheidenproblemen und in Krämpfen.

Die Psychokomponente der Leber ist das Hun. Darin wird alles emotional und psychisch Erlebte gespeichert. Wichtig zu wissen ist, dass im Hun alles ohne Unterscheidung und Filter gespeichert wird. Der Inhalt des Hun ist der Ursprung von Neurosen und Psychosen. Hun und Po (siehe Lunge) bilden unser Unterbewusstsein. Durch gewisse Methoden wie Hypnose, die Akupunktur der Psychopunkte, Psychotherapie, aber auch in Träumen und im Rausch zeigt sich der Inhalt des Hun.

- Wut und Zorn sind die Emotionen, die der Leber zugeordnet werden.
- Der entsprechende Klimafaktor ist der Wind.
- Weiters werden die grüne Farbe und der Osten der Leber zugeordnet.
- Die entsprechende Jahreszeit ist das Frühjahr, die entsprechende Tageszeit ist der Vormittag. Aus diesem Grund werden die Lebertherapeutika am besten am Vormittag eingenommen.
- Die Leber Zeit ist laut Organuhr von 1:00 bis 3:00. Damit steht die Leber in Opposition zum Dünndarm. Zur Gallenblase steht sie laut Bruder-Schwester-Regel in Opposition. Im Sechs-Schichten-System ist sie mit dem Perikard gekoppelt. Diese Kombination trägt den Namen Jue Yin.

2. Herz (Xin)

Das Herz regiert über das Blut (Xue) und die Blutgefäße. Laut TCM ist die Milz für die Blutproduktion zuständig, in der Leber wird das Blut gespeichert und durch das Herz verteilt. Es ist für das Bewusstsein (Shen) zuständig. Dies ist die dem Herz zugeordnete Psychokomponente. Ein gutes Shen kann man an klaren, zentrierten Augen erkennen. Die Pupillen sind klein, der Patient hat eine symmetrisches Gesicht und eine glänzende Haut. Er verhält sich tugendhaft. Wenn das Shen durch einen Schlafmangel, durch zu viel Kaffee oder Drogen gestört wird, ermüdet man rasch, das Aufnahmevermögen ist nicht mehr so gut. Geistige Aktivität, das Bewusstsein und vor allem die sprachliche Ausdrucksweise reflektieren den Zustand des Shen.

Es ist für den Schweiß verantwortlich. Bei einem Herz-Qi-Mangel schwitzen die Patienten bei leichter körperlicher Anstrengung. Bei einem Herz-Blut-Mangel reichen bereits geistige Belastungen. Profuses Schwitzen ohne körperliche Anstrengungen zeigt einen Herz-Yang-Mangel an. Ein Herz-Yin-Mangel äußert sich mit Nachtschweiß und Hitzewallungen.

Der Öffner des Herzens ist die Zunge. Die Zunge gilt als Spiegel des Herzens. In der Zungendiagnostik reflektiert die Zungenspitze den Zustand des Herzens. So weist eine rote Zungenspitze auf Hitze im Herzbereich hin, der Patient ist unruhig und leidet unter Schlafproblemen. Oft können die Patienten zwar schlafen, doch der Erholungswert ist gering.

Menschen mit Herz-Feuer sprechen sehr rasch und besitzen einen roten Zungenkörper mit roter Zungenspitze. Bei einem Herz Blut-Mangel stehen Vergesslichkeit und eine Suche nach Worten im Vordergrund. Hier ist der Zungenkörper blass und nur die Zungenspitze ist rot (diese Röte ist ein Hinweis auf die Unruhe). Oft sind Menschen mit einem Herz-Blut-Mangel schreckhaft und «dünnhäutig». Bei einem Herz-Qi-Mangel ist man zu müde, um auch nur ein Wort zu sagen. Hier ist der Zungenkörper blass. Menschen mit einem Herz-Yin-Mangel reden zwar ebenfalls viel und schnell, legen dazwischen jedoch Pausen ein. Die Zunge ist rot, rissig und trocken. Fehlt nur mehr der Herz-Yang-Mangel: Dieser äußert sich in einer langsamen Sprache mit Zeichen der Erschöpfung. Der Zungenkörper ist geschwollen und bläulich lila.

– Freude ist die dem Herzen zugeordnete Emotion. Die negativen Yang Emotionen (Begierde, Zeitdruck und Hysterie) können das Nieren- und Herz-Yin schwächen und zu Schlafstörungen, Verwirrung und Schlafproblemen führen. Die positive Yang Emotion des Herzens ist Begeisterungsfähigkeit. Bei den Yin Emotionen werden Ruhe und Geistesklarheit im positiven Sinn und Traurigkeit im negativen Sinn dem Feuerelement zugeordnet.

- Der entsprechende Klimafaktor ist Hitze.
- Weiters werden die rote Farbe und der Süden dem Herz zugeordnet.
- Die entsprechende Jahreszeit ist der Sommer.
- Die entsprechende Tageszeit ist der Mittag.
- Die Herzzeit ist von 11:00 bis 13:00 Uhr. Damit steht das Herz in Opposition zur Gallenblase, die ihre Maximalzeit zwischen 23:00 und 1:00 Uhr hat.
- Mit den Nieren bildet das Herz das ShaoYin. Gefüttert wird das Herz sowohl von der Leber (Holz füttert Feuer) als auch von der Milz (mit der Milz Zeit 9:00 bis 11:00 Uhr)

3. Milz (Pi)

Aufgabe der Milz ist es, Qi aus den Nahrungsmitteln zu extrahieren. Genau genommen ist es so, dass im Mittleren Erwärmer (ME) der Magen extrahiert und die Milz transportiert. Diese Funktionen werden durch das Nieren-Yang unterstützt. Man kann sich den ME wie einen Kessel vorstellen, in den die Nahrungsmittel kommen. Unter dem Kessel befindet sich ein Feuer. Je stärker dieses Feuer (Nieren-Yang) ist, desto besser ist die Verwertung. Wenn wenig Feuer vorhanden ist, geht der Verdauungsprozess im Kessel nur sehr langsam voran.

Die Milz ist für die Form und Beschaffenheit der Muskeln und Extremitäten zuständig. So neigen Patienten mit einem Milz-Yang-Mangel zu einem schwachem Bindegewebe, Krampfadern und Ödemen, während bei einem Milz-Yin-Mangel der Körper ausgezehrt ist.

Laut TCM ist die Milz für die Blutproduktion verantwortlich. So neigen zahlreiche Menschen zu einer Anämie, die durch eine Eisensubstitution nicht zu beheben ist. Solange die Milz schwach ist, können Mineralien, Spurenelemente und Vitamine nicht ausreichend resorbiert werden. Die Milz kontrolliert das Blut. So neigen Menschen mit einem Milz-Qi-Mangel zu Blutungen (Nasenbluten, Petechien, Hypermenorrhea usw) und blauen Flecken.

Die Milz hält die Organe an ihrem Platz. So kann es bei einem Milz-Qi- oder Yang-Mangel zu Magensenkung, Gebärmuttersenkung, Zwerchfellbrüchen, Leistenbrüchen, Narbenbrüchen, Vorfällen usw. kommen.

Der Öffner sind die Lippen und der Mund. In der Gesichtsdiagnostik sind die Lippen dem Verdauungstrakt zugeordnet («Die Lippen sind der Öffner der Milz»). So sind blasse Lippen ein Zeichen eines Milz-Qi-Mangels, bläuliche Lippen eines Milz-Yang-Mangels, rote Lippen eines Magen-Feuers und dunkelrote Lippen einer Hitze der Blutschicht (Xue Fen). Weiters wird die Beschaffenheit der Lippen interpretiert: Dünne Lippen entsprechen einem Säfte-Mangel und Trockenheit, während geschwollene Lippen einer Feuchtigkeitsansammlung entsprechen.

Dies bedeutet zusammengefasst: Rote und geschwollene Lippen entsprechen einer Feuchten-Hitze im ME. Schmale und rote Lippen entsprechen einem Magen-Feuer bzw. einem Magen-Yin Mangel. Geschwollene blasse Lippen sind ein Hinweis auf eine Ansammlung von Feuchter-Kälte im Verdauungstrakt. Auch die Breite des Mundes gibt gewisse Hinweise: Ein breiter Mund weist auf einen starken Stoffwechsel hin, ein schmaler Mund auf das Gegenteil. Übertrieben ausgedrückt: Menschen mit einem breiten Mund mit roten schmalen Lippen (einem Magen-Feuer oder Magen-Yin-Mangel entsprechend) benötigen eine Unmenge an Nahrung, während Menschen mit einem schmalen Mund mit blassen, geschwollenen Lippen (Milz-Feuchter-Kälte entsprechend) nur das Essen betrachten und schon 1 Kilo mehr wiegen ...

- Die entsprechende Psychokomponente ist das Yi. Das Yi entspricht unserem Denken. Es hält Gefühle und Gedanken aufrecht. Auch das Gedächtnis gehört zum Yi. So können sich Menschen mit einer schwachen Milz schlecht konzentrieren, das Aufnahmevermögen ist schlecht, und sie neigen stark dazu, viel zu grübeln. Durch Gebete und Meditation kann das Yi ausgeschaltet werden.
- Feuchtigkeit verletzt die Milz und blockiert das Qi und führt zu Müdigkeit, Schweregefühlen, Übelkeit, Ödemen usw.
- Die Farbe gelb, der süße Geschmack sowie der Spätsommer und die Übergangszeiten werden ebenfalls dem Funktionskreis Erde zugeordnet.
- Die Maximalzeit der Milz ist von 9.00 bis 11.00 Uhr. Dies ist die Chinesische Erklärung des Sprichwortes: «In der Früh soll man speisen wie ein König...». Zu dieser Zeit steht dem

Verdauungstrakt am meisten Qi zu Verfügung. Am Vormittag und zu Mittag können die Nahrungsmittel optimal verwertet werden. Das Gegenteil ist natürlich am Abend und in der Nacht der Fall. Im Sechs-Schichten-System bildet die Milz mit der Lunge eine Verbindung mit dem Namen Tai Yin. Mit dem Magen steht sie in der Bruder Schwester Beziehung in Opposition.

4. Lunge (Fei)

Die Funktionen der Lunge sind: Sie kontrolliert die Körperoberfläche. Sie dominiert das Qi und ist für die Atmung zuständig. Das Verteilen und Herabführen ist ebenfalls Aufgabe der Lunge. Sie reguliert die Wasserwege. Beherbergt die Körperseele Po. Ist für die Haut und Körperhaare verantwortlich. Der Öffner ist die Lunge.

Zu den einzelnen Funktionen:

Die Körperoberfläche: Hier ist die Körperoberfläche mit Haut, Haaren und Schweißdrüsen gemeint. Bei gutem Lungen-Qi ist die Haut zart rosa und weder zu trocken noch zu feucht. Das Öffnen und Schließen der Poren steht in enger Verbindung mit dem Wei Qi («Abwehr Qi»). Dieses hat die Aufgabe, den Körper vor Pathogenen Erregern (PE) zu schützen. Bei einer Schwäche des Wei Qi (dies äußert sich in profusem Schwitzen) dringt ein PE relativ leicht in den Körper ein.

Atmung und Qi Regulation: Die Lunge ist für die Verteilung des Qi im ganzen Körper verantwortlich. Deswegen fühlen sich Menschen mit einem Lungen-Qi-Mangel schwach. Das ungehinderte Ein- und Ausatmen kann nur gewährleistet sein, wenn das Lungen-Qi mit dem Nieren-Qi kommunizieren kann.

Die Lunge ist an der Bildung des Atmungs- (Zong) Qi beteiligt. Dieses verbindet sich mit dem Nahrungs- (Gu) Qi der Milz und bildet das Zong Qi. So kann durch richtige Ernährung und Atmung dem Verbrauch an vorgeburtlicher Substanz (Jing) entgegengewirkt werden. Dies ist die Stärke von Atmungstherapien, Qi Gong, Tai Ji, Meditationen usw. Interessant ist, dass die Lunge laut TCM drei Bewegungsrichtungen besitzt: Eine zentrifugale, eine zentripetale und eine absenkende. Diese absenkende Bewegung ist zum Beispiel bei einem Asthmaanfall blockiert. Die Energie staut sich im Brustraum. (Kaffee wurde ursprünglich verwendet, um das Qi bei Migräne, aber auch bei Asthma abzusenken.)

Die Regulation der Wasserwege: Die reinen Anteile der Jinye (Körpersäfte) der Milz werden von der Lunge verdampft und über den Körper verteilt. Allgemein gibt es immer eine Trennung zwischen rein und unrein. Die reinen Anteile werden nach oben transportiert, die unreinen nach unten. So werden die unreinen Körperflüssigkeiten nach unten in die Nieren geleitet. Auch im Dünn- und Dickdarm gibt es einen derartigen Teilungsprozess. Ist diese Trennungsfunktion gestört, kommt es zu Wasseransammlungen und Ödemen. Bei einem Lungen-Qi-Mangel finden wir eine Atemnot, Ödeme im Oberen Erwärmer, speziell im Gesichtsbereich; bei einer Nierenschwäche im Unteren Erwärmer, hier finden wir Ödeme der Beine.

Die Psychokomponente, die der Lunge zugeordnet ist, ist das Po. Das Po kontrolliert unsere lebensnotwendigen Reflexe und hält die Form aufrecht. Ohne Po funktionieren die einfachsten Lebensreflexe nicht und das Immunsystem ist schwach. Zum Stärken des Po bedarf es des Kontaktes mit Tieren, Kindern und Natur. Menschen mit einer Po Schwäche brauchen eine Aufgabe (zum Beispiel Kinder), die sie erfüllt.

Noch ein paar Worte zur Haut. Diese steht in Korrelation zur Lunge. Interessant ist, dass in vielen Rezepturen traditioneller chinesischer Ärzte Kräuter enthalten sind, die das Wei Qi stärken (z.B.: Radix Astragalus Huangqi). Egal, ob es sich um Autoimmunerkrankungen wie Lupus Erythematodes oder um Akne vulgaris handelt; dass Wei Qi wird gestärkt!

- Der Öffner ist die Nase. Die Nase, aber auch die Nasennebenhöhlen und der Rachen, stehen mit der Lunge in Verbindung. So haben Menschen mit einem Lungen-Qi-Mangel einen schwachen Geruchssinn und häufig eine verstopfte Nase; Menschen mit einem Lungen-Yang-Mangel eine blasse, glanzlose Nase und Menschen mit einem Lungen-Yin-Mangel trockene Nasenschleimhäute und eine Neigung zu Nasenblutung.
- Trockenheit ist die dem Funktionskreis Metall zugeordnete Klimakomponente.
- Weiters werden der Lunge zugeordnet: die weiße Farbe und der Westen.

- Die entsprechende Jahreszeit ist der Herbst.
- Die Lungenzeit ist zwischen 3:00 und 5:00 Uhr (die Zeit zahlreicher Asthmaanfälle). Die Lunge steht damit laut Organzeit in Opposition zur Blase (15:00 bis 17:00). Lunge und Milz bilden im Sechs-Schichten-System die Tai Yin Schicht. Die Milz füttert die Lunge (Erde füttert Metall).

5. Nieren (Shen)

Die Funktionen der Nieren: Sie speichern die Essenz (Jing) und sind damit für Wachstum, Fortpflanzung und den Alterungsprozess zuständig. Die Essenz wird in vor- und nachgeburtliche Essenz unterteilt. Beide werden in der Niere gespeichert. (Zusätzlich sind die Wundergefäße wie Zhong Mai, Ren Mai, Du Mai usw. sowie die außergewöhnlichen Organe für die Speicherung des Jing verantwortlich. Zu diesen außergewöhnlichen Organen zählen: Gebärmutter, Rückenmark, Gehirn und Gallenblase). Bei einem Nieren-Jing-Mangel kommt es zu Wachstumsstörungen, Sterilität, Problemen in der Schwangerschaft, Amenorrhea, Osteoporose, Tinnitus und verfrühten Alterungsprozessen.

Die Nieren regieren über das Wasser. So kann es bei einem Nieren-Qi-Mangel zu Inkontinenz und Polyurie mit viel hellem Urin kommen. Bei einem Nieren-Yang-Mangel finden wir Ödeme, speziell der unteren Extremität und ebenfalls Polyurie, während es bei einem Nieren-Yin-Mangel zu Oligurie (wenig Urin) kommen kann. Sie sind für die Aufnahme des Qi zuständig. Die Nieren nehmen das von der Lunge herabgeführte Qi in Empfang. Bei einem Nieren-Qi-Mangel steigen das Qi und die Jinye wieder nach oben und führen zu Atembeschwerden.

- Der Öffner sind die Ohren. Sowohl Gehörprobleme, Ohrgeräusche als auch Gleichgewichtsstörungen werden über die Niere therapiert.
- Die Nieren sind für die Knochen und Produktion des Knochenmarks zuständig.
- Der Zustand der Nieren zeigt sich am Glanz der Kopfhaare. So sind bei einem Nieren-Qi-Mangel die Haare ohne Glanz. Bei einem Nieren-Yin-Mangel sind die Haare brüchig und fallen

aus. (Der Vollständigkeit halber: Bei einem Leber-Blut-Mangel sind die Haare ebenfalls brüchig, die Kopfhaut ist trocken und schuppig.)
- Die Psychokomponente, die den Nieren zugeordnet wird, ist das Zhi (Willenskraft). Die geistige Komponente entspricht dem Zhi. Die positive Yin Eigenschaft ist Weisheit, die negative Yin Eigenschaft Angst. Die positive Yang Eigenschaft ist Furchtlosigkeit und Willensstärke, die negative Yang Eigenschaft Machtsüchtigkeit.
- Kälte ist der Klimafaktor, der einen Bezug zu den Nieren hat.
- Die Jahreszeit ist der Winter, und die Himmelsrichtung Norden.
- Die Farbe schwarz wird ebenfalls den Nieren zugeordnet.
- Die Nierenzeit ist zwischen 17:00 und 19:00 Uhr. Damit stehen die Nieren in Opposition zum Dickdarm (5 bis 7 Uhr). Herz und Nieren bilden gemeinsam Shao Yin. Gefüttert werden die Nieren von der Lunge (Metall füttert Wasser).

Literaturverzeichnis

BENSKY, D.; BAROLET, R.: Chinese Herbal Medicine, Formulas & Strategies, Eastland Press, Seattle, 1990 / Deutsch: Chinesische Arzneimitteltherapie und Behandlungsstrategien, Verlag für Ganzheitliche Medizin, Kötzting

FOCKS, C., HILLENBRAND, N.: Leitfaden Traditionelle Chinesische Medizin, Gustav Fischer Verlag Ulm, Stuttgart, Jena, Lübeck 1997

FLAWS, BOB: How to write a TCM Herbal Formula, Blue Poppy Press 1993, / Deutsch: Wie man eine Chinesische Arzneimittelrezeptur herstellt, Verlag für Ganzheitliche Medizin, Kötzting

FLAWS, BOB: Seventy Essential TCM Formulas for Beginners, Blue Poppy Press 1994

GENG, JUNYING et al: Practical Traditionell Chinese Medicine and Pharmokologie, Medicinal herbs, New World Press, Beijing 1991 / Deutsch: Materca medica der Chinesischen Arzneimitteltherapie, Verlag für Ganzheitliche Medizin, Kötzting

HOLMES, PETER: The Energetics of western herbs, Artemis Press USA, 1989

LU, H.: Doctors's Manual of Chinese Food Cures and Western Nutrition. Academy of Oriental heritage, Vancouver 1995

MADAUS, GERHARD: Lehrbuch der Biologischen Heilmittel, Georg Olms Verlag, Hildesheim, New York, 1979

PAHLOW, M.: Das große Buch der Heilpflanzen, Gräfe und Unzer, 1993

PITCHFORD, P.: Healing with Whole Food, North Atlantic Books, Berkeley 1993

PLOBERGER, F.: Westliche Kräuter aus Sicht der TCM, Schiedlberg, Bacopa Verlag, 5. überarbeitete Auflage, 2007

PLOBERGER, F.: Die Grundlagen der TCM, Schiedlberg, Bacopa Verlag, 2007

STÖGER, ERICH: Arzneibuch der chinesischen Medizin, Deutscher Apothekerverlag Stuttgart

WURZER, W., Die Grosse Enzyklopädie der Heilpflanzen. Neuer Kaiser, Klagenfurt, 1994

Vinod Verma

Fernöstliche Heilkunst und Lebensstil –
Die sanfte Medizin des Ayurveda

Ayurveda is the wisdom about life from ancient India. Some call it «the science of life». Ayurveda tells us the art as well as the craft of living. When there arise hindrances like mental or physical pain, disorders, ailments and diseases; it provides remedies for them and prescribes methods to bring the body to equilibrium and harmony again. Ayurveda also includes the science of rejuvenation in order to enhance vitality and minimise the effects of ageing. Ayurveda is not merely a medical system from ancient India as is understood by many. It is a comprehensive science of life that also provides suggestions about how to live an enriched, happy and disease-free life and how to enhance the pleasures of life. It also instructs on optimising the quality of life and enhancing one's life span. All this is not only done with remedies of natural origin and balanced nutrition but also with one's mental and spiritual efforts. The word *Ayus* in fact means life or duration of life (the time between birth and death) and *Veda* means wisdom. Thus, this scriptural wisdom deals with the totality of life with reference to individual needs relating to physical and mental health, family structure, social situations, environment, and spiritual development.

History of Ayurveda

It is said that Ayurveda is as ancient as humanity itself and that Lord Brahma started this tradition while he created the universe. In any case, the first written documentation about Ayurveda is from Rig Veda and Atharva Veda. Recent research shows that the Vedas are between 3500 to 5000 years old. The oral tradition of the Vedas is yet more ancient than this period. Rig Veda is the most ancient of all the four Vedas. After the Rig Veda, Yajur and Sam Vedas were composed and Atharva Veda is the last of the four Vedas. In the Rig Veda, there are various references to the medicinal and healing arts whereas Atharva Veda (the Veda of fire) is the source book of Ayurveda from ancient India. It is not exclusively a treatise on medicine as it also deals with other aspects of life such as material, social, political, ritualistic and so on. It is in Atharva Veda that we find the first reference to the three principal energies of the body – the *vata*, *pitta* and *kapha*. Atharva Veda also talks about spiritual healing through various ceremonies. Use of spiritual therapy along with rational is greatly emphasised in Atharva Veda and it is a very impressive documentation from the ancient world which reveals three-dimensional holistic therapy- rational, psychological and spiritual. The rational therapy was done with drugs made from plants or minerals, the psychological therapy was done through rituals and ceremonies with repetitive mantras and spiritual therapy was done mostly through the worship of the cosmic powers like the Sun, Moon, trees, mountains, rivers etc. It may be for fighting an infection or a smooth childbirth or attracting the mind of a lady towards you; Atharva Veda is enriched with ceremonious methods for all these. Healing plants are treated with respect and gratitude is shown towards them. The following is said about our most familiar kitchen spice, curcuma (haldi), which has also become famous in the world now:

«*Full of vitality, oh* HARIDRE! *(curcuma), you are the best of all medicines, like the sun and the moon during the day and the night respectively.*»[1]

In Atharva Veda, there are groupings of medicinal plants for curing various skin ailments (I, 24). There are descriptions of diseases like hepatitis, malaria, typhoid, tuberculosis, epilepsy, etc. and also there are anatomical details of the human body. I have discussed this subject in more detail in my book, *Ayurveda, A Way of Life*. I mention some of these here as I have been very much inspired by this Veda and the spiritual dimension of Ayurvedic programmes described in this book is the result of my research on this valuable ancient book and its utilisation in our daily lives.

Later on in history, Ayurveda was compiled as a separate Veda from the four ancient Vedas. The most complete and detailed text we possess on Ayurveda, written at least one thousand years later than the Atharva Veda is Charaka Samhita. The basic concepts of Charaka Samhita were formulated by sage Atreya around 1000 BC. Atreya developed these by discussing different themes of Ayurveda with scholars and sages in various symposia organised in different parts of the country. The most brilliant of his disciples was Agnivesha who documented these in the form of a treatise called Agnivesha-Tantra. About three centuries later, this text was enlarged and refined by Charaka and it came to be known as Charaka Samhita. Around 4 AD, Dridhabala rewrote Charaka Samhita by making many additions from the relevant materials available at that time and it is his edition that we have at present[2].

Another important school of Ayurveda from ancient India is that of Dhanvantari which probably was at the same time as Atreya. But this was exclusively a surgical school. The text available from this school is Sushruta Samhita compiled by the great physician and surgeon Sushruta who was a contemporary of Charaka. Sushruta Samhita is a valuable text because in addition to medicine, it describes techniques of surgery, rhinoplasty and has details of surgical instruments.

Ashatanga Samgraha and Ashatanga Hridya were written by Vagbhata in 6 AD. He summarised the views of Charaka and Sushruta and added original scientific data concerning the treatment of diseases.

I do not want to go into the details of historical accounts here. However, it is important to mention that in addition to the healthy way of living, principles of general medicine and surgery, the ancient Ayurvedic literature describes eight different specialities:

1. Internal medicine;
2. Paediatrics;
3. Diseases related to eyes, ears, nose and throat;
4. Psychiatry;
5. Surgery and rhinoplasty;
6. Toxicology;

7. Rejuvenation and longevity;
8. Virility, sexuality and fertility.

Ayurveda was always developed and expanded and it has always been part of the living tradition of India. During the Muslim expansion, it was transported to Baghdad where it contributed to the Unanai system of medicine. In modern times, Ayurvedic wisdom has contributed to allopathy and homeopathy.

In Charaka Samhita, there are descriptions of the environment, the quality of water and air and vitiation in weather, climate etc. due to the degradation of environment. Since in a holistic system, everything is interrelated and interdependent; the degradation of environment, change in weather and climate and other such factors are extremely important. It is said that the food and medicines grown in the degraded environment are likely to lose their effectiveness resulting in the derangement of whole life.

The extensive wisdom of Charaka Samhita is beyond space and time and we should benefit from it. Unfortunately, many people, both, at home and abroad think that Ayurveda is just about some prescriptions to cure various physical ailments. Next theme will further clarify this misconception.

Is Ayurveda Scientific?

Ayurveda has become popular throughout the world during the last decade. I recall when I did research for my book *Ayurveda, a Way of Life* in the late eighties; I was hesitant to use the Sanskrit terminology for the German edition that appeared in 1992. But now there are many Panchakarma centres in Germany and Switzerland and the words panchakarma, abhiyanga, shirodhara etc, have become household words there. Ayurveda is not a recognised medical system in the West, yet it is extensively used for prevention and relief. In the West, other systems of medicine, whether they are from the East or of their own alternative methods of healing from the Middle Ages, are not recognised as scientific. The western medical conception of «scientific» is within the narrow precepts of the reductionist approach to Science that is discussed in the next topic. According to it, ailments should be technically detectable and measurable and drugs should be standardised on laboratory animals and through clinical studies. Individual human constitution and circumstances are not taken into consideration. Ayurvedic view of looking at health, disease and treatment differs in its fundamental approach but it should not mean that it is not scientific.

Many people in the world confuse Ayurveda with herbal medicine or other similar methods of healing. Herbal medicine or many other healing methods from folklore traditions of the world are prescriptions of certain plant medicines for ailments or are description of the other methods or ceremonies for healing. They are not complete scientific systems like Ayurveda where aetiology of diseases, pharmacology of the medicinal substances, doses, toxicology, nutrition in relations to time, place and special circumstances, surgery, psychology, psychiatry, social behaviour and responsibilities of physician as well as patients and hundreds of other related themes are described. In Ayurveda, it is advised that rational, mental and spiritual therapies should be applied simultaneously and not independent of each other. I cite below the views of Acharya Priya Vrat Sharma on the holistic and scientific approach of Charaka Samhita:

«The law of uniformity of nature was established which helped in applying the physical laws to the biological field. It remains a mystery for all in what type of laboratories and with what equipment they were able to arrive at these scientific truths. Perhaps the entire nature was their laboratory and their own keen observations and divine vision worked as their instruments.

... In order to stabilise the idea (of rationality), ‹yukti› was added to one of the pramanas (means of valid knowledge). Caraka has emphasised all through to work according to yukti (rationale). He has advised to move always with knowledge. There should be a proper correlation of theoretical knowledge (jnana) and practical skill (karma). Caraka has emphasised on the process of investigation which is essential for arriving at scientific truths ...

... For advanced knowledge and research, they adopted the method of discussion amongst experts. Symposia were organised in different parts of the country in which experts of the subject participated.

Vinod Verma

> ... *Caraka Samhita holds the synthetic view of man instead of analysing him as aggregates of tiny cells. Happiness and unhappiness are final consequence of health and disease respectively and these affect the person wholly and not partly. Tridosa, as well as the psyche pervade the whole body and therefore in health and disease ... this deha-manasa (body-mind) approach is a very important contribution of Caraka Samhita in the field of medicine.*
>
> ... *Man is not a machine and as such can't be operated equally with a uniform law. Every person has got his own individuality and normal variations. This forms his constitution which distinguishes him from other individuals. This is termed as ‹Prakriti›. Every regimen or therapy has to be applied keeping in view the constitution of the concerned person and his suitability.*»[3]

In the Encyclopaedia Britannica, science is described as follows: «Any of the intellectual activities concerned with the physical world and its phenomena and entailing unbiased observations and systematic experimentation. In general, a science involves a pursuit of knowledge covering general truths or the operations of fundamental laws.»

Let us consider the above statements which Acharya ji has given with different citations from Charaka Samhita in the light of the way modern science is defined in the West. It seems that the knowledge and wisdom of Ayurveda, which stood the test of thousands of years, does not seem to be unscientific even from the western point of view.

Many people think that Ayurveda propagates ahimsa (non-violence) and suggests to follow a vegetarian diet or is associated with some religion and so on. These are absolutely false notions, and reasons for these are that many a times Ayurveda is brought to the West through religious gurus and it is tinged with sects or religions and with their own specific interpretations. Charaka Samhita has the description of all kinds of meats and wines. It is about nature and the natural ways of building strength, healing and therapy. Study of Charaka Samhita reveals that it does not have any moral, religious or philosophical biases. However, compared to the western scientific wisdom, Ayurveda has different fundamental principles and these are based upon the uniformity of the cosmos and the cosmos being a dynamic whole.

Mechanistic versus holistic

Since most of you may be influenced by modern medicine (allopathy), it is important that I point out here the basic difference in the approach of these two systems. Modern medicine is based upon the concept that the cosmic reality is material and that it can be approached with the senses. The material reality can be split into further fragments up to atoms and so on. Both, the cosmos and the human body work like a machine and time is conceived as linear. This 19th Century notion of Western physics is still apllied in modern biology and medicine. Disease, health and other events in life are dependent on chance factors. Contrary to it, the Ayurvedic approach is that the cosmos is a dynamic, ever-changing whole where every function is for a definite purpose, where time is cyclic and it is a perfected system that works on cause, effect and its substratum. We human beings are a part of this large system in which our dynamic bodies and minds form a smaller system. All systems, smaller and bigger, are interconnected, interrelated and interdependent. The physical and sensual reality is only one dimension of the multi-layered reality.

In modern medicine, ailments and disorders are recognised with their objective and measurable symptoms and thus treatment is given on the basis of these symptoms. The human body is compared to a machine that can be analysed in terms of its parts. Discomfort or illness is seen as the mal-functioning of the body-machine. Different mechanisms of the body are understood at biological and molecular levels and disorders are treated with physical or chemical intervention. For the purpose of treatment, body and mind are considered as separate entities. Both, time and matter are reduced to smaller units and chance plays an important role in causing malfunctions and disorders.

Contrary to the above views, in the holistic system of Ayurveda, an individual is considered as a non-divisible unity, an integral whole which cannot be reduced in terms of its parts, nor can the individual be separated from the social, cultural and spiritual environment and the cosmic link. An illness is viewed as the consequence of disharmony with the cosmic order. It does not occur by chance and it is not limited in space and time. Matter is interlinked, interconnected, interdependent and dynamic and it is this transformation that denotes time. Time is not linear but cyclic. For understanding malfunctions and for their treatment, the social, cultural and spiritual environments of an individual are taken into consideration.

Let me give you a simple example to elucidate my above statements. Constipation or partial evacuation is considered a very minor disorder in allopathic system. It is due to wrong food, lack of movements or diminished motility of the intestines. It should be treated by removing its causes and with some chemical intervention.

In Ayurveda, besides the above-mentioned causes, constipation may be due to fear, insecurity or a hectic way of life. It is extremely important to evacuate well and twice a day. Constipation or partial evacuation will lead to disturbed sleep, dry skin, pimples, headaches and nervousness. It may cause infertility and pain during intercourse. Over a long period of time, constipation may give rise to disorders like haemorrhoids, colitis and serious sleep problems. It disturbs one of the three principal energies of the body called vata. When vata is disturbed, various other disorders related to this energy may also occur. Thus, according to Ayurveda, one should ensure proper evacuation to avoid a series of ailments. Drinking hot water, relaxation, massage, specific yogic exercises, treatment with some herbs and attaining stillness of mind with various meditative methods are recommended to completely eradicate this problem.

The above example shows that when something in the body or mind is disturbed, it causes disturbance in the whole system. It causes a kind of disruption in the natural order of the system. All physical and mental functions of the body are part of a well-organised system and we should attend to it that this system does not divert from its natural order. It is the responsibility of each individual to do everything to maintain this order. When this order remains disturbed and is not attended to, it gives rise to minor ailments in the beginning, which may take a serious turn in the long run. This idea will be clearer to you after the next topics that deal with the three principal energies of the body and six dimensions of our being.

Let me give you here, in brief, some concrete principles of Ayurveda and an outline of its practical aspects. For more details, you may consult my other books[4].

THE THREE PRINCIPAL ENERGIES OF THE BODY: VATA, PITTA AND KAPHA

The story of Ayurveda begins with the five fundamental elements or mahabhuta that form the material reality of the universe. These elements are ether, air, fire, water and earth. The equilibrium of the five elements is essential for cosmic harmony and their imbalance and vitiation cause catastrophes in the world. Vitiation may be in the form of fast winds, fire accidents, too much heat, floods, earthquakes, etc.

Since all what exists is made of these five elements, the same cosmic principles apply to all, including human body. But the body has soul in it, which is the cause of consciousness and makes it a vital organism. For the performance of vital functions, the five elements form three principal vital energies referred to as humours in English (dosha in Sanskrit). These are called vata, pitta and kapha. Vata is from ether and air, pitta is from fire and kapha is from water and earth (Figure 1). These energies perform various mental and physical functions of the body and the nature of those functions depends upon the nature of the element or elements they originate from.

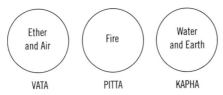

FIGURE 1
Three principal energies or humours from five fundamental elements.

VATA is responsible for entire body movements, blood circulation, respiration, excretion, speech, sensations, touch, hearing, feelings like fear, anxiety, grief, enthusiasm etc., natural urges, formation of foetus, sexual act and retention.

PITTA is responsible for vision, hunger, thirst, heat regulation, softness, lustre, cheerfulness, intellect and sexual vigour.

KAPHA constitutes all the solid structure of the body and is responsible for binding, firmness, heaviness, sexual potency, strength, forbearance and restraint.

People differ from one another because of a slight difference in their fundamental constitution called prakriti. This difference is due to the variation in the proportion of the three main energies. This variation is in terms of dominance of a particular energy or the combination of two energies. This is what makes us different from one another and unlike machines, as the system of modern medicine tends to see us. Prakriti not only describes the variations in physiological features a reaction of individuals but also their personality types. The fundamental constitution of an individual is a very important theme of Ayurvedic wisdom for diagnosis and therapy. I have given some details of it in the box below. For more details, consult my book, *Ayurveda: a Way of Life*. In the next Chapter, very simple and practical ways of determining your prakriti are given.

For good health and a long life, these three vital forces or doshas should be in a state of equilibrium within their individual organisation as well as with respect to each other. However, if there is disturbance in one dosha and it deviates from its quality, quantity or place or if the three doshas are not in balance with each other, it leads to vikriti or a state of vitiation, giving rise to various ailments. Prakriti of an individual is his or her body's basic nature and the tendency of the nature is to be orderly and healthy. Due to external factors like weather, climate, stress, wrong nutrition and so on, prakriti may change into vikriti or vitiation, which is a state of non-health. Nature of the body is such that it reverts back to its natural conditions on its own. But if the factors disturbing this nature are very strong and constantly oppress it, the state of vikriti prolongs. We need appropriate food, drugs and other measures to revert back to prakriti. However, if the state of vitiation is left unattended for a long time, it will give rise to serious disorders.

PRAKRITI OR THE INDIVIDUAL CONSTITUTION

A mother observes differences in the personality traits of her babies from the beginning and the siblings differ in their likes and dislikes of food, their reaction to weather and climate, the effect of drugs, the fundamental way of reacting to situations and other personality traits. According to Ayurveda, each one of us has an individual constitution from birth. It is the basis of our physiological and psychological reactions. For maintaining good health, it is essential to take the individual constitution into consideration.

The prakriti of an individual is due to the dominance of one or more doshas and attributes the characteristics of that particular dosha in slightly more predominance than the others. For example, the pitta prakriti individuals are sensitive to heat, sweat a lot and eat and drink in plenty. The vata prakriti ones are agile and swift in their movements. The kapha prakriti persons are slow and stable in their movements and are more tolerant than the previous two. In the mixed prakriti, the person may experience different attributes at different times and in different situations.

Seven types of prakriti

Vata	Vata-Pitta	Vata-Kapha
Pitta	Pitta-Kapha	
Kapha	Samadosha	

(all doshas in equal proportions)

The difference in the proportions of the three energies or doshas is one factor of variation and their degree is another factor. For example, one may be vata dominating in varying degrees. The proportion of the two doshas may differ in the mixed prakriti. The fundamental presence of the intensity of each of the three energies is another varying factor. For example, there are some individuals with plenty of energy, tremendous stamina and vitality, very good immune system and a brilliant mind. There are others who come in a medium category whereas there are still others who are healthy but are low in their energy, stamina and mental capabilities.

Imagine the presence of the three energies in different individuals on a scale of 1 to 10. We begin at 0.1 with all the gradations up to number 10. We get 100 different cases and then we multiply them with seven types of prakriti, we will get a large number of human types. Further more, if we consider also the degree of dominance and in mixed prakriti, the proportion of the two doshas, we will end up with numerous sorts of prakriti.

Importance of prakriti

Since everything in our cosmos is made of five elements including our body and everything is interconnected and interdependent, the outer factors influence us constantly. To maintain the equilibrium of the five elements in the body, which are present in the form of three energies, it is essential that an individual knows his or her constitution. If a person with a predominant fire element (pitta prakriti) does actions or consumes food with a dominance of the same element, he or she may end up getting this energy vitiated and may fall ill. Therefore, for nutrition, for maintaining health as well as for remedies, it is essential to know one's prakriti or the fundamental constitution.

The basic human nature does not change, the variations may occur due to life situations. Imagine someone of pitta disposition who is impatient and gets angry very quickly, and has also a pitta-dominating partner. This couple may have fights, confrontations and disputes. Being similar, both these individuals will tend to enhance and aggravate each other's anger. Later on in life, imagine one of them living with a kapha predominant person with patience and tolerance. Gradually, this pitta dominant person will lessen his anger. The other person's patience gives time to think and reflect and not to react.

Besides being important for health and healing, the knowledge of the prakriti of can lead us to a better understanding of each other in family life, at work and in other aspects of social interaction.

In Tables 1-3, I have given some details about the three principal energies. There are characteristics of a domination dosha, the factors, which may vitiate it, symptoms of vitiation and corresponding remedies. These Tables are from my book Ayurveda, a Way of Life.

The three Tables given below show that prakriti is constantly being affected by internal and external forces. We have to learn to create an equilibrium and to counteract those forces which adversely affect our equilibrium. Windy and stormy weather can cause imbalance of vata. If we take measures like massage, fomentation, specific nutritional supplements like ginger, garlic, fenugreek, ajwain and other vata reducing products, the effect of windy weather will be counterbalanced. Similarly, excess of heat can cause an imbalance of pitta. Cold bath, cooling ointments like sandalwood paste, yellow earth (Multani mitti), cool rooms and nutrients containing sweet, bitter and astringent rasas and so on, can reduce the effect of heat on us and save us from pitta vitiation. Humid and cold weather tends to vitiate kapha. A vapour bath or hot bath, spicy meals and some exercise will counteract the effect of the weather and prevent any kapha vitiation.

TABLE 1

The origin, functions and characteristics of VATA.

Vata is light, subtle, mobile, dry, cold, rough and all pervasive, like the basic elements (Air and Ether) from which it is made of.

Vata is responsible for body movements and mind activities, blood circulation, respiration, excretion, speech, sensation, touch, hearing, feelings like fear, grief anxiety, enthusiasm etc., natural urges, the formation of foetus, the sexual act and its duration.

Vata-dominating persons	Vata-enhancing factors	Signs of VATA vikriti	Treatment of VATA vikriti
Agile Quick and unrestricted in their movements Swift in action Quick in fear and other emotions Get easily irritated Intolerant to cold and shiver easily Coarse hairs and nails Prominent blood vessels	Fasting Excessive physical exercise Exposure to cold Laziness Staying awake late at night Windy weather Old age Evening and last part of the night Overripened or stale foods Injury Blood loss Excessive sexual intercourse Uneven posture Suppression of natural urges Anxiety Guilt	Stiffness and pain in the body Bad taste and dryness in the mouth Lack of appetite Stomachache Dry skin Fatigue Dark coloured stool Insomnia Pain in temporal region Giddiness Tremors Yawning Hiccups Malaise Delirium Dull complexion Withdrawn and timid behaviour	Food dominant in sweet and sour rasas Hot therapeutic measures Enemas Massages Anointing Appropriate rest, relaxation and sleep Peaceful atmosphere Cheerful mental state Treatment with diet and drug

TABLE 2

The origin, functions and characteristics of PITTA

Pitta is hot like the basic element from which it is constituted. Its characteristics are sharp, sour and pungent, and it has a fleshy smell.

Pitta is responsible for vision, digestion, hunger, thirst, heat regulation, softness and lustre, cheerfulness, intellect and sexual vigour.

Pitta-dominating persons	Pitta-enhancing factors	Signs of Pitta vikriti	Treatment of Pitta vikriti
Intolerant to heat	Sharp, alkaline and salty foods	Excessive perspiration	Food dominating in sweet, bitter and astringent rasas
Have hot face and body	Any food or drink that gives burning sensation	Body smell	Cold measures
Delicate organs	Sunbathing	Abnormal hunger and thirst	Unction with cooling products
Tendency to have moles, freckles and pimples	Noon time	Inflammation	Purgation
Lustrous complexion	Midnight	Tearing and thickening of skin	Fasting
Plenty of hunger and thirst	Autumn	Rash	Cold baths and massage with cooling oils
Early appearance of wrinkles	Process of digestion	Acne	Consolation
Falling and greying hairs	Youth	Herpes	Treatment with diet and drug
Body smell	Anger	Excessive heat in the body	
Intolerance and lack of endurance		Burning sensation	
		Loss of contentment	
		Anger	
		Dissatisfaction	

TABLE 3

The origin, functions and characteristics of KAPHA

Kapha is derived from the fundamental elements earth and water and like these elements; it is soft, solid, dull, sweet, heavy, cold, slimy, unctuous and immobile.

Kapha constitutes the solid structure of the body and is responsible for unctuous, binding, firmness, heaviness, strength, forbearance, restraint, absence of greed and sexual secretions as well as sexual potency.

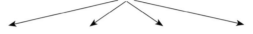

Kapha-dominating persons	Kapha-enhancing factors	Signs of Kapha vikriti	Treatment of Kapha vikriti
Dull in activities, diet and speech
Delayed initiation
Disorderly
Stable movements
Well-united and strong ligaments
Little hunger, thirst or perspiration
Clear eyes, face and complexion	Sweet and salty foods
Oily, fatty and heavy to digest nutrients
Sedentary lifestyle
Lack of exercise
Daydreaming
Childhood
Spring season
Morning time
First part of the night.	Drowsiness
Excessive sleep
Sweet taste in mouth
Excessive salivation
Heaviness in the body
Cold sensation
Nausea
Itchy feelings in the throat
Whiteness in urine, eyes and faeces
Deformed body organs
Weariness
Lassitude
Inertness and depression	Foods dominating in pungent, bitter and astringent rasas
Hot and rough measures
Pressure massage
Wet heat
Vamana or voluntary vomiting
Enhancing physical activities
Regular exercise
Reduced sleep
Treatment with diet and drug

There are also other factors like the time of the day, age and climate at a particular geographical location. These factors are summed up in Table 4 and the methods to counteract their effects are the same as mentioned above.

TABLE 4

Relationship of the time of the day, age and climate to human constitution or prakriti

DOSHA	TIME	AGE	CLIMATE
KAPHA	Morning Evening	Childhood	Humid cold
PITTA	Noon Midnight	Youth	Dry hot
VATA	Afternoon Night	Middle-age and old age	Dry cold Windy

Note: The hot and humid climate is pitta-kapha promoting.

THE THREE QUALITIES OF MIND

Time, place, situation, nutrition, emotions etc. constantly influence our doshas or the vital forces and by learning about the influence of these factors on your particular constitution, you can learn to maintain the equilibrium. The three vital forces (vata, pitta, kapha) are also related to our thought process and therefore it is essential to maintain an equilibrium in the three qualities of the mind, which are:

– RAJAS
– TAMAS
– SATTVA

The rajas quality of mind includes thinking, planning and taking decisions. The tamas quality is that which hinders motion (like state of sleep, fatigue or laziness) and expansion of the mind (emotions like greed, anger, jealousy, and so on). The sattva quality of mind includes equilibrium, goodness, truth, compassion, stillness and peace. An imbalance of sattva, rajas and tamas not only influences the equilibrium of the doshas but also causes mental ailments. Thus, for maintaining good health and longevity, a six dimensional equilibrium is essential as the three dimensions at two levels mutually influence each other. Any imbalance of the three qualities of mind also influences the equilibrium of doshas and vice versa.

THE SIX-DIMENSIONAL EQUILIBRIUM

Our state of mind influences our principal energies (vata, pitta and kapha), which are responsible for the physical and mental functions of the body. For example, if we are worried or are overworked or have excessive mental stress, vata gets vitiated and some symptoms of its vitiation appear (see Table 1). Too much anger influences pitta and one can suffer from pitta related disorders like stomach ailments (see Table 2). Depression gives rise to kapha related disorders leading to obesity, nausea, excessive salivation and so on (see Table 3).

When a vital energy is in a state of imbalance and there are related disorders, they in turn influence the mental state of an individual. If constipation or partial evacuation persists, it can give rise to sleep disorders or a hectic mental state or nervous behaviour. Stomach problems, which are due to pitta disturbances, may enhance anger and irritation.

Thus, it is important to understand that in Ayurveda, for keeping the basic equilibrium of the body, a six dimensional effort is required. One cannot think of doing everything relating to the three doshas and expect to be in a perfect health. Equally important is to maintain a mental level of equilibrium with happiness and satisfaction. Charaka lays a great emphasis on sattva to maintain the balance between activities (rajas) and non-activities (tamas). In Practice, sattva is to maintain stillness and peace of mind in diverse situations in life. Sattva is that inner light that shows us ways for various activities of life, gives us peaceful and restful sleep and helps maintain an equilibrium of the body and the mind. Santosha or a state of satisfaction is one aspect of sattva and according to Charaka, asantosha or a state of dissatisfaction is one of the principal causes of ailments.

You will see that in the Ayurveda programme given in this book, there are several exercises and activities of your daily routine which are designed to direct your life towards sattva.

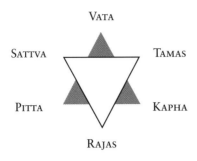

FIGURE 2
The six dimensional equilibrium

Prakriti and vikriti

For a better understanding of the Ayurvedic principles it is very important to comprehend the dynamism of our body system and that of the cosmos. Prakriti means nature and in Ayurveda, it refers to a person's individual nature, i.e. the individual constitution in terms of the physiological and psychological personality of an individual. According to natural cosmic principles, the nature of the body is to be healthy. The individual variations account for the diversity in nature of different persons. The basic equilibrium of the three energies should be maintained for health and harmony. Since this equilibrium is constantly influenced by external factors like weather, climate, place, time (age, time of the) and it may be disturbed and take the form of vikriti (state of non-health), our effort should be directed to regain the state of prakriti. With knowledge and through personal effort, we can bring ourselves to the state of prakriti again. However, if the state of non-health is allowed to persist, it gradually creates severe imbalance in the body and over a period of time, there arise one or more disorders.

According to Ayurveda, one should make the best of one's efforts to prevent ailments and disorders. Despite all efforts, if there are health problems, they should be treated in a holistic manner through the three-dimensional therapy of Ayurveda (rational, mental and spiritual) and after the ailment is cured, the balance should be re-established with appropriate medication. After treatment, the patient should be given rasayanas (the health promoting preparations) to rebuild the immunity and vitality of the body.

Ayurvedic nutrition

Nutrition plays an extremely important role in healing as well as making people sick. We observe that millions of people around the world are over-fed and obese and suffer from various ailments due to malnutrition in the sense of excessive nutrition. Contrary to this, in the Southern Hemisphere of the globe, there are drought, hunger, wars and famine and many people suffer from malnutrition in the sense of under-nutrition. The nutrients can be healing or poisonous for us depending on time and need. For example, after sweating a lot in heat or otherwise, if you get pain in your legs and feet, simply drinking some salted water with lemon and sugar will be an effective remedy. The same preparation will have a negative effect on someone who does not do hard work and sweats or is suffering from hypertension or diabetes. Cold milk is good for persons with pitta prakriti and during summer months. Cold milk taken by a person of kapha prakriti during winter nights is enough to cause kapha vikriti.

There are detailed specifications in Ayurveda for nutrients and their effect on our bodies in reference to health and healing. With Ayurvedic wisdom about nutrition, one can treat oneself to get back the lost balance and regain the state of prakriti.

PRINCIPLES OF AYURVEDIC NUTRITION
The basic equilibrium of nutrition and the doshas

The body as well as nutrients are made of five elements. In the body, the five elements constitute three principle energies or doshas that perform all physical and mental functions of the body. In the nutrients, there are six principal rasas or tastes, which are derived from two elements each. Through nutrients, we supply the body with elements which in turn form the three principle energies (vata, pitta and kapha). We need the supply of these three energies constantly in our bodies as they are also consumed for performing various functions. This idea has been summarised in Figure 3.

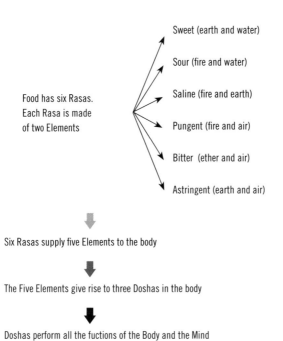

FIGURE 3

The journey of the food in the body

For good health and harmony, we require maintaining the balance of the three vital energies. This balance should be maintained by consuming the six rasas in appropriate proportions so that we have the balanced supply of the five fundamental elements in our body, which in turn will create an equilibrium of the doshas. Each rasa reacts on our bodies according to the elements it is made of. For example, sweet is from water and earth and it brings kapha to the body. Sour is from fire and water and it brings both pitta and kapha. The five elements balance each other according to their characteristics. For example, sweet that contains water and earth also appeases excessive fire (hot in nature) and excessive vata, (dry in nature). Table 5 shows the classification of the six rasas according to their qualities of promoting or pacifying a particular vital force.

TABLE 5
The Relationships of the Rasas and the Doshas

DOSHA	Promoting Rasas	Pacifying Rasas
VATA	pungent, bitter, astringent	sweet, sour, saline
PITTA	sour, saline, pungent	sweet, bitter, astringent
KAPHA	sweet, sour, saline	pungent, bitter, astringent

NUTRITION ACCORDING TO PRAKRITI, TIME AND SPACE

Individuals with different constitutions need to lay emphasis on different kinds of foods. In the living tradition of Ayurveda, this aspect is dealt with in a very simple manner. In respect to their Ayurvedic nature, nutrients are either cold, hot or in equilibrium. Combinations of cold and hot create balance. . The nutrients which are in equilibrium are easy to digest and are health promoting. In order to maintain an equilibrium, nutrients which are extremely cold or extremely hot in their Ayurvedic properties should only be consumed if prepared with specific spices or if eaten together with other foods with the opposite Ayurvedic properties. Ayurveda also recommends that a range of antagonist nutrients be strictly avoided (see Tables 6-7).

There is another category of internal factors which originate from the state of mind. Emotions like worry, fear, excitement etc. may cause an imbalance of vata, anger may cause imbalance of pitta and depression may give rise to an imbalance of kapha. Thus, one should choose food according to the specific circumstances in order to maintain equilibrium. If someone is already a little depressed and eats sweet, cold, heavy and oily diet will enhance his/her problems. Eating in a state of anger gives rise to pitta related disorders. Take a light diet after the suppression of anger. The emotional state of mind which leads to vata imbalance should be appeased with sweet, warm and unctuous diet.

Nutrition should co-ordinate with the time of the day, the time of the year, one's age and geographical location. These are the external factors that influence balance of our vital energies (see Table 4).

It is not possible to put the enormous wisdom of Ayurveda in just one article. I suggest that for more details on nutriton, you consult my books, *Ayurveda for Life: Nutrition, Sexual Energy and Healing* and *Eating the Natural Way: Ayurvedic Recipes for a Healthy Life*. The present book introduces you to the day-to-day practical wisdom of Ayurveda.

A few important rules regarding nutrition should always be followed:
- never eat antagonistic foods, eat heavy to digest foods only in small quantity,
- eat more of balanced foods; and
- eat very hot or very cold foods only in appropriate combinations.

The tables presented below show the Ayurvedic properties of some food products.

TABLE 6

Classification of major food products according to their cold,
hot or balanced Ayurvedic nature.

FOODS COLD IN NATURE	
Grains	Wheat, rice, maize (promotes vata), barley (increases vata), common millet and Italian millet (enhances vata), masoor beans (also called red lentils) (promotes vata), young green peas, ripe green peas (strongly vata promoting), chick peas
Vegetables	Spinach, cabbage and Brussels sprouts (vata), okra, green beans, bitter gourd (Karela), endives, fennel, aubergine, onion, celery, cucumber, beetroot, sweet paprika (without seeds), dandelion, asparagus
Fruit	Apples (sweet), bananas, pears, apricot, guava, muskmelon, water melon, figs
Dairy products	Milk, ghee, butter
Meat	Frog, seafood, sea fish, mutton
Herbs and spices	Clove, coriander, fennel, anise, dill leaves (not the seeds), liquorice
Others	Sugar

FOODS HOT IN NATURE	
Grains	Urad beans, soya beans
Vegetables	cress salad, potatoes, cauliflower, tomatoes
Fruit	Oranges, grapefruit, lemon, grapes (which are not absolutely sweet), peaches, plumbs, kiwis (specially the black seeds in kiwi), nuts (almonds, peanuts, hazelnuts, walnuts, pine nuts and others), sour apples
Dairy products	Yoghurt, processed cheese
Meat	Pork, horse, beef, freshwater fish
Herbs and spices	Greater cardamom, cumin, cinnamon, black pepper or white pepper, fenugreek, kalonji, garlic, basil, dill seeds, ajwain, mustard seeds, nutmeg, mint
Others	Honey, vegetable oils, eggs (hen, fish)

▶

FOODS WITH NATURAL EQUILIBRIUM	
Grains	Finger millet, mung beans, chick peas at the beginning of germination
Vegetables	Carrots, turnips, small radishes (not over-ripe), zucchini, pumpkin (just ripened)
Fruit	Sweet mangoes, papaya, pomegranate, grapes (sweet)
Meat	Deer, goat, chicken
Herbs and spices	Small cardamom, ginger, Turmeric or curcuma

TABLE 7

List of heavy to digest & antagonist foods, which may lead to imbalance

HEAVY TO DIGEST FOODS	
Vegetarian foods	Urd beans, over-ripe peas, animal or plant fat, nuts or preparation from nuts, any vegetable or fruit or a preparation of food that has an extreme taste like sour, sweet, pungent, bitter, astringent, salty and when consumed in excess, raw or over-ripe vegetables and fruits, yoghurt when eaten several times a day and specially at night
Non-vegetarian foods	Pork, beef, meat of animals kept under stressful conditions, animal fat or foods containing animal fat in larger quantities.
Fruit	Sweet mangoes, papaya, pomegranate, grapes (sweet)
Meat	Deer, goat, chicken
Herbs and spices	Small cardamom, ginger, Turmeric or curcuma

ANTAGONISTIC FOOD COMBINATIONS	
1.	Milk in combination with sour foods, radish, water melon or fish
2.	Honey in any heated form or taking a hot drink immediately after taking honey
3.	Fatty food in combination with cold drinks or cold water
4.	Use of diet adverse to a person's food habits
5.	Combination of too hot and too cold foods
6.	Food antagonism to time, place and constitution
7.	Foods excessively dominating in one particular rasa like excessively salty, sweet, sour etc.

Quality and quantity of food

The food should be prepared with fresh products grown or produced in appropriate environments. It should be prepared with feeling of love, indulgence and with sattvic thoughts. If the person preparing food has tamasic thoughts like anger, jealousy, greed, etc., the prepared food carries further the tamas energy.

One should always use aesthetic tableware and kitchen utensils and meals should always be eaten in a peaceful atmosphere and relaxed mental state. Aesthetic equipment does not mean that you should eat in silver plates or expensive crockery. South Indians serve in a wonderfully aesthetic manner on banana leaves. Simple earthenware can also be bought in beautiful forms and shapes.

To bring oneself to a peaceful mental state, one should say a little prayer or do some breathing exercises before beginning the meal. One should get out of the physical and mental activity, bring oneself to a state of calmness and then begin to eat. Your body and mind should come to what I call, «eating mode». Imagine that you are cooking and going around to prepare several things to have a meal ready. When the meal is ready, you want to sit and eat. Your whole being is still in activity. You need to let yourself loose. Just with five deep breaths your body and mind come to a state of relaxation. In a relaxed state, stomach does its optimum work of digestion and assimilation. Needless to say, you should never eat anything while walking or standing.

It can be observed that many people in this world make themselves sick merely by eating too much or too many times. Stomach should never be filled more than two third. That means, you should never consume food to the full capacity of your stomach. According to Ayurveda, during digestion, all the three humours are required and one should leave 1/3 space for them. If we fill the stomach to its optimum capacity, the humours are pushed out and their vitiation takes place. It is interesting that one of my German students told me a German saying that reveals the same idea- «leave one fourth of your stomach for the doctor».

After every meal, one should give the stomach a rest of four hours. One should eat nothing between meals. The process of digestion takes about three hours and your stomach should get a rest of one hour. According to Ayurveda, eating before the previous meal is completely digested is detrimental to your health. If it is done frequently, it causes a serious stomach ailment. Thus, one should be very careful and eat two main meals and two small meals in a day. In between these meals, one should not eat anything. Even for a small quantity of food, the stomach has to undergo the whole process of digestion.

PURIFICATION OF THE BODY AND THE MIND

In Ayurvedic wisdom, it is believed that accumulation of dirt whether externally or internally, makes the body functions sluggish and gives rise to imbalance of the humours. All these lead to various malfunctions and ailments. It is extremely important to clean and purify the body externally as well as internally. In the course of this book, you will see that in the practice of Ayurveda, there are many methods of cleaning each and every individual part of the body and insure their hygiene and proper functioning. During bath, it is important to clean and rejuvenate the body by scrubbing and massaging. Cleaning of the nostrils is extremely essential to ensure the unhindered passage of the air. The simplest of the inner cleaning practices is to drink hot water upon getting up in the morning. This ensures proper evacuation as well as it cleans the urinary tract. Half-yearly inner cleaning practices (panchakarma) for cleansing the total body are recommended. These cleaning methods bring equilibrium of the humours and rejuvenate the body. Before these cleaning practices, the body is subjected to oil massages, hot treatments, sweating and drinking fat, etc. These are also cleansing methods and they also help the body relax through the application of unction and fat. They are helpful for loosening and releasing the dirt from the body. Panchakarma is recommended after the two major seasons- the summer and the winter. For example, in the Northern Hemisphere, it is around March-April and September-October.

Purification of the mind is equally important for good health. A mental state of santosha or satisfaction is a key to good health. Tamasic thoughts like anger, jealousy, competition, excessive attachment, excessive sensual involvement, fear, anxiety, worry and so on lead to a state of dissatisfaction. Dissatisfaction or asantosha gives rise to numerous ailments. A state of santosha and a happy disposition is equally essential to ward off ailments as balanced nutrition, living according to time and place and outer and inner purification. One should make every effort to have sattvic thoughts like compassion, goodness, love and satisfaction, and should try to keep a happy disposition. Tamasic thoughts do not lead to happiness and they enhance asantosha (dissatisfaction) and frustration. Therefore, one should make a conscious effort to get rid of the tamasic thoughts. This is done by being aware of them and then through meditative methods make a conscious effort to replace them with sattvic thoughts of peace, harmony and santosha. Just as the outer and inner purification practices are to rejuvenate the body, similarly, the purification of mind promotes mental strength and memory.

It is interesting that Charaka has classified the natural urges into two categories: suppressible and non-suppressible. The non-suppressible urges are those which should not be suppressed as when suppressed they cause various kinds of ailments. These are: urge to urine, faeces, semen, flatus, vomiting, sneezing, eructation, yawning, hunger, thirst, tears, sleep and breathing fast after exertion. The suppressible urges are urge to evil ventures relating to thought, speech and action; urge of greed, grief, fear, anger, vanity, envy and excessive attachment. When one suppresses these urges, one gets the time to think and refrain from these evil thoughts and deeds. This leads us to peace and harmony.

In brief, I would say that the fundamentals of Ayurveda are based upon the principle that nature is a well-organised whole where everything has a definite goal and nothing happens without reason or arbitrarily. We human beings are a part of this big and dynamic whole and the same cosmic principles apply to us. We should make every effort to be in harmony with the cosmic rhythm. If we divert too much from the cosmic system, we get out of tune from the universal orchestra. Disharmony and imbalance cause various ailments and mental sufferings. We should make every effort to be in tune with the bigger system for attaining good health, peace and longevity.

1. Atharva Veda, VI, 29.
2. The most complete compiled text of Charaka Samhita and its English translation is done by Acharya Priya Vrat Sharma. Its four volumes are published by Chaukhambha Orientalia, Delhi, between 1981 and 1993. For more details of the history of Ayurveda, refer to Introduction of Volume I.
1. Atharva Veda, VI, 29.
2. The most complete compiled text of Charaka Samhita and its English translation is done by Acharya Priya Vrat Sharma. Its four volumes are published by Chaukhambha Orientalia, Delhi, between 1981 and 1993. For more details of the history of Ayurveda, refer to Introduction of Volume I.
3. For more details of the description of this theme and for references of Charaka Samhita in the related fields, see Introduction of Caraka Samhita, Volume I, P. V. Sharma, 1981, Chaukhambha Orientalia, Delhi.
4. My three books on Ayurveda have been published by Samuel Weiser, USA and the Indian editions of these books are as follows:

    Ayurveda, A Way of Life, 2001, Motilal Banarasidass, New Delhi,

    Ayurveda for Life, nutrition, sexual energy and healing, 2001, Motilal Banarasidass, New Delhi.

    Stress-free Work with Yoga and Ayurveda (Sixteen Minutes to a Better 9-to-5), 2000, Motilas Banarasidass, New Delhi.

    The book on *Ayurvedic Food Culture and Recipes* exists only in paperback for the time being:

    Eating Right the Natural Way: Ayurvedic Recipes for a Healthy Life, 2001, Penguin-India, New Delhi.

Dönckie Emchi

Tibetische Medizin –
das uralte Heilwissen aus dem Himalaya

I.
DIE FÜNF GROSSEN UND DIE FÜNF KLEINEN WISSENSRICHTUNGEN IN DER TIBETISCHEN TRADITION

Die fünf großen Richtungen sind:
1) Das Wissen von der Handwerkskunst (Szo rigpa)
2) Das Wissen vom Heilen (So wa rigpa)
3) Das Wissen von der Sprache (Dra rigpa)
4) Das Wissen von Ursache und Wirkung (Ten chö oder Zen ma rigpa)
5) Das Wissen von der Buddhistischen Philosophie (Nang dön rigpa)

Die fünf kleinen Richtungen sind:
1) Poesie (Mgen mgag)
2) Poetischer Ausdruck (Mgön jö) z.B. für Mond statt Dawa = si si chen
3) Metrischer Aufbau / Satzgliederung (Dep jor)
4) Tanz (Dö gar)
5) Astrologie (Kar Zsi)

Aus der Sicht dieser verschiedenen Wissensgebiete wollen wir das *Wissen vom Heilen* näher betrachten.

II.
Zur Geschichte Tibets und seiner Medizin

Der weitaus berühmteste Name in der Tibetischen Medizingeschichte ist zweifellos Yuthok Yonten Gönpo der Zweite, der von 1127 bis 1203 lebte. Er gilt als der sogenannte Wissenserbe oder wie die Tibeter sagen als Reinkarnation des ersten Yuthok Yonten Gönpo, der als Begründer der Tibetischen Medizin bekannt ist.

In langen Zeiträumen der Anpassung und der Verbesserung von heterogenen Komponenten, das heißt, während einer sehr langen Phase des Einbringens von Beobachtungen und Erfahrungen, wurde das einzigartige Medizinsystem der heutigen Tibetischen Medizin geschaffen.

Die natürliche Isolation des Landes erklärt, dass sich die medizinische Kultur in deutlicher Abgeschiedenheit von den anderen großen Zivilisationen entwickelt hat. Aus historischen Nachforschungen kann man jedoch ersehen, dass Tibet immer in Kontakt mit seinen Nachbarländern gestanden ist.

Bei der Suche nach der Herkunft der Tibetischen Medizin stößt man auf eine starke Verwurzelung der Tibetischen Heilkunde in der buddhistischen Philosophie. Diese Verbindung ist nicht zu lösen, wenn man die Grundlagen der Tibetischen Medizin und der Kultur Tibets wirklich verstehen möchte.

Im 7. Jahrhundert, als der große König Songtsan Gampo herrschte, liegt die bedeutungsvollste Phase der tibetischen Geschichte. Unter diesem König wurde der Buddhismus zur Staatsreligion erklärt und Tibet begann sich zu einer politischen und militärischen Großmacht Zentralasiens zu entwickeln. Die gewaltige territoriale Erweiterung des Landes verstärkte den Einfluss des Klerus (Priesterschaftsstand), was zum Sturz der Monarchie im 9. Jahrhundert führte. Die Kontakte zu den Nachbarländern wurden intensiv gepflegt, insbesondere jene zu Indien, China und der Mongolei. Der Buddhismus bestimmte nach und nach immer mehr das Leben in Tibet.

Die Praxis des ursprünglichen und alteingesessenen Glaubens

der Tibeter, die sogenannte BÖN-RELIGION, beschränkte sich auf die Bereiche der Volksreligion.

Die BÖNPO (das sind die Priester des sogenannten BÖN-GLAUBENS im vorbuddhistischen Tibet) haben nun eine andere geschichtliche Erklärung für die Herkunft der tibetischen Medizin: Der Begründer des BÖN-GLAUBENS, der Meister SHERAB MIBO, soll vor etwa dreieinhalbtausend Jahren in «Olmo Lungring» gelebt haben. Als er im Holz-Affen-Jahr 21 Jahre zählte, gebar ihm seine Frau einen Sohn, welcher den Namen SHEPU-THRISHE bekam. Zusammen mit anderen sieben Schülern soll er durch SHENRAB in Tibetischer Medizin unterrichtet worden sein. Er lehrte

- das ME BUM NAG-PO, «Die schwarze Sammlung der hunderttausend Krankheiten»,
- das CHET BUM THRA-PO, «Die bunte Sammlung der hunderttausend Therapie-Möglichkeiten»,
- das MEN BUM KAR-PO, «Die weiße Sammlung der hunderttausend Heilpflanzen»,
- das SO CHE KIE DO GU «Die neun Kapitel der Therapiearten» etc.

Sie gaben ihrerseits dieses Wissen an ihre Nachfolger weiter. Nach der BÖNPO-Tradition sind *sie* es, denen man die Tibetische Medizin und sogar den Ursprung des GÜD-SHI, jenes berühmten Standardwerkes der Tibetischen Medizin, verdankt.

Das erwähnte Land *Olmo Lungring*, das mythisch und real zugleich erscheint, soll nach den Überlieferungen der BÖNPOS in Persien liegen. Historische Forschungen zeigen aber, dass es sich eher um den fernen Westen Tibets in der Gegend des heiligen Berges Kailash und des Sees Manasarovar handelt, wo auch die alte Hauptstadt von GUGE, KYUNGLUNG, heute in Trümmern liegt.

Zweifellos ist die Entwicklung der Tibetischen Medizin im Austausch mit den Nachbarländern Tibets vor sich gegangen. Vereinfachend lässt sich sagen, dass dies alles Erinnerungen an eine Vorbereitungszeit sind, die in der zweiten Hälfte des 8. Jahrhunderts in die Zeit der Herrschaft des Königs THRISONG DETSEN hineinreichte.

Unter der Herrschaft dieses Königs THRISONG DETSEN erlebte Tibet im späten 8. nachchristlichen Jahrhundert den Höhepunkt seiner politischen und militärischen Macht. Dieses Großreich

reichte von Ch'ang-an, der damaligen Hauptstadt Chinas in Kansu, über die Äste der alten Seidenstrasse im Tarimbecken bis hin zur Stadt Kashgar im Westen und griff im Süden sogar über den Himalaya hinaus an den Ganges und nach Nord-Burma. Zu jener Zeit entwickelte sich der Buddhismus zur Staatsreligion. Verschiedene große Meister wurden aus den Nachbarländern nach Tibet eingeladen, wie z.B.
- GUHYA VAJRA aus Kashmir,
- KHYÖ-MARUTSE aus dem Dolpo (West-Nepal),
- SHANTIRÀKSHITA und KAMALASHILA aus Indien,
- SENGDO Ö-CHEN aus Guge (West-Tibet),
- der große Meister PADMA SAMBHAVA aus Uddiyana, im heutigen Nordwest-Pakistan.

Zu diesen Medizingelehrten stieß aus Zentral Tibet YUTHOK YÖNDEN GÖNPO hinzu. Das Kloster Samye, das erste Kloster in Tibet, wurde damals auf der nördlichen Seite des Tsangpo-Flusses in Zentral-Tibet erbaut. Das ist auch der Ort, wo dieser große Meister im Jahre 883 das gesammelte medizinische Schrifttum zusammen mit weiteren wichtigen religiösen Schriften versteckt haben soll. (Solche versteckten Schätze nennen wir Tibeter Termas. Sie sollten zu gegebener Zeit später, wenn das Verständnis dafür gewachsen sein wird, zum Nutzen aller wieder gefunden werden.)

Im 11. Jahrhundert soll DAGPA GÖNSHE dieses «Terma» entdeckt haben. Das Werk GÜD-SHI – die Bedeutung dieses Titels ist «Vier Wurzeln» – gilt unbestritten als das Standardwerk der Tibetischen Medizin. Es wurde, wie es heißt, von YUTHOK YÖNDEN GÖNPO dem Ersten verfasst und von YUTHOK YÖNDEN GÖNPO dem Zweiten im 12. Jahrhundert erweitert.

Sicher steht fest, dass der Inhalt des GÜD-SHI, wie es sich jetzt darstellt, weit komplexer ist, als es in vielen Nachschlagewerken beschrieben ist. Hinzu tritt noch die Tatsache, dass es dank seines alles umfassenden Inhaltes das einzigartige medizinische System Tibets darstellt.

Im 9. Jahrhundert löschte LANGDARMA, der 42. König Tibets, die buddhistische Lehre im Lande beinahe ganz aus und verfolgte die Anhänger des Buddhismus. In der zweiten Hälfte des 9. Jahrhunderts lebte in den Randregionen Tibets der Buddhismus aber wieder auf. Dieses Aufkeimen setzte einerseits im fernen Nordosten, in Amdo, ein und andererseits im Königreich Ngari Khorsum, das West-Tibet und Ladakh umfasste. Dieses Königreich war das letzte noch bestehende Königreich innerhalb Tibets, beherrscht von König YE-SHE Ö. Er stärkte den Buddhismus und erneuerte die alten Bindungen und den kulturellen Austausch mit Indien.

III.
DIE TIBETISCHE MEDIZIN IN IHRER BEZIEHUNG ZUM BUDDHISMUS

Obwohl Tibet abgeschieden von anderen großen asiatischen Kulturen lebte, beweisen doch archäologische Funde, dass es unentwegt in kulturellen Kontakten zu seinen Nachbarländern gestanden hat.

In neuerer Zeit wurde Tibet zu einer beispielhaften kulturellen Kontaktlandschaft, was oft zu völlig neuen und fruchtbaren Entwicklungen beigetragen hat. Wenn man die älteste Herkunft der tibetischen Medizingeschichte beobachtet, darf man nie vergessen, dass sie eng verknüpft ist mit der buddhistischen Religion. Diese Darstellung vom Anfang der Heilkunde erscheint in den tibetischen Texten in der Dimension des Mythos.

Diese charakterisiert die ganze tibetische Lebensweise und daher auch die Tibetische Medizin und darf nicht ignoriert werden, wenn man nicht nur die kulturelle, sondern auch die sozial-politische Lebensweise der Tibeter kennen möchte.

Das aber bedeutet nicht, dass die Tibetische Medizin ausschließlich mit dem Buddhismus zu tun hat und weitab von aller medizinischen Wissenschaft anzusiedeln ist. Dies zeigen neuere Studien über die Tibetische Medizin, die in verschiedenen Teilen dieser Welt, vor allem aber in der Schweiz, gemacht werden. Wissenschafter fanden faszinierende Werte über die Wirkungsweise von Heilmitteln, die z.T. aus Mono-, aber hauptsächlich aus mehreren Komponenten bestehen. Diese Multikomponenten-Heilmittel spielen in der Tibetischen Medizin eine tragende Rolle. So ist in der Überlieferung seit Jahrtausenden in der Pharmakologie der

Traditionellen Tibetischen Medizin bekannt, dass Mono-Substanzen im Körper mehr Nebenwirkungen hervorrufen können als Multi-Komponenten-Heilmittel. Dieses Wissen hat sich Jahrtausende an Menschen bewährt und bietet bis heute eine komplexe nebenwirkungslose Heilmethode, die sowohl bei akuten als auch vor allem bei chronischen Krankheiten gute Heilerfolge erzielt. Voraussetzung einer guten und nebenwirkungsfreien Anwendung und Wirkung ist aber ein zuverlässiges auf traditionellem Wissen basierendes Herstellungsverfahren der Heilmittel.

Sicher ist, dass eine buddhistische Färbung die Systeme der Tibetischen Medizin unübersehbar prägt, insbesondere darin, wie sie den Menschen ganzheitlich betrachtet in seiner psychischen Struktur mit seinem ursprünglichen Fehlverhalten, symbolisiert durch die sogenannten «Drei Geistesgifte»: DÖ-CHAG (Anhaftung), SHE-TANG (Zorn/Gier/Hass) und TI-MUG (Unwissenheit/Verblendung/Ignoranz).

Im Mittelpunkt dieses Gedankens ist aber das Mitgefühl gegenüber allen Lebewesen zu entwickeln. Durch dieses Mitgefühl erst ist man fähig, dass neutrale Gedanken entstehen, die sich wiederum allen Lebewesen, unabhängig von seiner Herkunft, Art und Probleme, ohne Beurteilung widmen. Man behandelt alle neutral, ohne Anhaftung, Hass oder Ignoranz.

Durch diese buddhistische Prägung wird von den Tibetischen Ärzten in der Ausbildung und speziell nach der Ausbildung in der Praxis erhofft und erwartet, dass sie eine starke ethische Denkweise annehmen und dass jedes Lebewesen Recht auf das Leben hat und befreit sein will vom Leid.

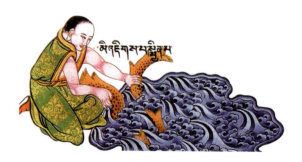

Symbolische Darstellung für Lebensrettung

IV.
Die Grundphilosophie der Tibetischen Medizin

Die Tibetische Medizin geht von dem Grundgedanken aus, dass alle Leiden durch die drei Geistesgifte entstanden sind. So kann kein Leid ohne diese drei Geistesgifte entstanden sein und kein Gleichgewicht ohne die Lösung dieser drei Geistesgifte.

Auch ist die Grundphilosophie des Buddhismus, dass das menschliche Leben vom Leiden geprägt sei (dessen Wurzeln die drei Geistesgifte sind), solange man sich nicht von den drei Geistesgiften befreien kann. Damit ist nicht gemeint, dass man bei einem körperlichen Leiden wie Schmerz warten muss, bis sich die «Geistesgifte» vom Körper entfernt haben, sondern dass es natürlich den Körper durch Ernährung, Kräuter oder sonstige Hilfe von somatischen Beschwerden zu befreien gilt. Längerfristig ist aber die Übung des Geistes eine wichtige Grundlage.

Die drei «Geistesgifte»
1) *Anhaftung/Begierde:* die Anhaftung an den Dingen des Lebens, Wesen, Objekte, Ideen, geistige Anhaftung etc., Begierde nach der Erfüllung des Lebensdurstes.
2) *Hass/Gier:* der Widerwille oder Hass gegen alle Hindernisse, die dieser Erfüllung entgegenstehen.
3) *Verblendung/Unwissenheit*, die sich als «Ich-Wahn» manifestiert: Die Illusion, Verblendung über die Nichtexistenz einer aus sich heraus bestehenden Ichheit, verstellt den Blick auf die Wirklichkeit, führt zum Haften an der Sinneswelt und damit zu immer neuen Wiedergeburten. Diese als Unwissenheit bezeichnete Geistesverfassung bedingt körperliches und seelisches Leiden, das somit letztlich immer aus unserer eigenen Wesenheit kommt. Diese Geistesverfassung wird als die Ursache der anderen beiden Geisteszustände angesehen.

Ich zitiere aus dem Grundtextbuch des Güd-shi, den «Vier Wurzeln»: *«Die drei Geistesgifte sind wie schwebender Vogel am Himmel. So frei er auch glaubt zu sein, von seinen Schatten kann er sich nicht befreien».*

Dönckie Emchi

Es ist ein Zustand des Wesens, das Karma, das diese «Prägung» wie einen Schatten mit sich bringt vom letzten Leben. Je nach dem, wie die karmischen Umstände waren, hat der eine mehr Probleme mit diesen drei Geisteszuständen und ein anderer hat es leichter damit, und er kann durch bewusstes Erarbeiten und Reinigen dieser «Geistesgifte» im jetzigen Leben ein besseres Karma(in Tibetisch Le, Tinley oder Cha-wa - übersetzt gleichbedeutend wie Tätigkeit, Schicksal) für das nächste Leben erschaffen. Viele glauben, dass uns das Schicksal den Lauf der Dinge in die Wiege gelegt hat und wir nichts daran ändern können. Nach der buddhistischen Philosophie ist es aber nicht so. Man erntet das karmische Ergebnis von dem Samen, den man gesät hat und keiner anderen Ernte. Sozusagen nach dem Prinzip der Ursache- und Wirkungsgesetzes. Die Reifung der Ernte ist nur eine Frage der Zeit, es wird nicht immer in diesem Leben alles zu einer Reifung kommen. Es kann auch im nächsten und übernächsten Leben sein, dies gilt für gute und schlechte geistige Zustände oder Taten (Karma).

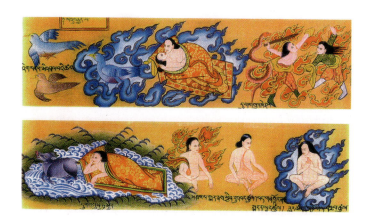

«Die drei Geistesgifte»

V.
Die drei Leidensformen nach der buddhistischen Philosophie

1) *Leiden des Leidens:* Unter dem Leiden des Leidens verstehen wir die tagtäglichen Leiden, Schmerzen, die man erfährt durch z.B. Sorgen, schlechte emotionale Gefühle etc.

2) *Leiden der Veränderung*: Unter Leiden der Veränderung ist die Veränderung allgemein gemeint. Vergänglichkeit der Dinge, vor allem wenn man schöne Dinge erfährt und diese vergehen. Veränderungen, die dem Gesetz der Zeitläufe unterworfen sind und Situationen und Dinge sich in Bruchteilen von Sekunden im Nichts auflösen.

3) *Leiden der Verbreitung*: Dieses Leiden wird sozusagen als die Grundlage der vorgängigen zwei Leiden angeschaut. Man versteht darunter die durch die fünf Aggregate entstandenen Leiden. Die fünf Aggregate (in tibetisch PUNG-PO MGA) sind:
Körper-Aggregat (SUG GI PUNGPO)
Gefühls-Aggregat (ZOR-WE-PUNGPO)
Erkennungs-Aggregat (DU SHE KI PUNGPO)
Emotionales-Aggregat (DU CHE KI PUNGPO)
Bewusstseins-Aggregat (NAM SHE KI PUNGPO)
Außer dem Körper-Aggregat werden Aggregate den feinstofflichen Aggregaten zugeordnet.

VI.
Die Traditionelle Tibetische Medizin

1.
Einführung

Die Tibetische Medizin ist ein Heilsystem, das zu den ältesten und kontinuierlich lebenden Traditionen der Welt zählt. Zentraler Gedanke im System der Traditionellen Tibetischen Medizin ist die Wiederherstellung und Erhaltung des Gleichgewichts der drei Körpersäfte (der Körper-Elemente) durch «sanfte» Heilmethoden.

Für einen ganzheitlichen Gesundheitsprozess müssen viele Faktoren berücksichtigt werden. Dazu gehören persönlicher Charakter, Umgebung, Alter und klimatische Bedingungen. Die Tibetische Medizin verfügt über ein feines Instrumentarium, das auf den einzelnen Patienten abgestimmt wird. Die Therapie geschieht unter Einbezug verschiedener Behandlungsmethoden von medizinischen Verfahren (Anwendung von pflanzlichen und mineralischen Heilmitteln) bis hin zu ernährungs- und verhaltenstherapeutischen Ansätzen.

Ein tibetischer Arzt braucht für seine Diagnose keine Apparatur, sondern verlässt sich ausschließlich auf seine eigenen Kenntnisse und seine fünf Sinne. Das wichtigste Instrumentarium des tibetischen Arztes ist die Puls- und Urindiagnose. Die Diagnose zeigt Gleichgewicht und Ungleichgewicht im Körper des Patienten an. Die Ergebnisse der Puls- und Urindiagnose werden nach der Terminologie der Traditionellen Tibetischen Medizin beurteilt. Ausgangspunkt dieser Analyse ist eine ganzheitliche Denkweise, die seelisch-geistige und körperliche Faktoren gleichwertig einbezieht und mit deren Hilfe der Zustand des Patienten beurteilt werden kann.

In der Tibetischen Heilkunde wird der Mensch ohne Aufspaltung als ein Ganzes in seinem äußeren und inneren Aspekt, also physiologisch und psychologisch einheitlich betrachtet und behandelt, also in dem Sinne «ganzheitlich». Beides wird demnach ungetrennt in seinen Ursachen und Auswirkungen angeschaut, und zwar beim Kranken wie beim Gesunden. Alles wird im Körper des Menschen in gegenseitiger Abhängigkeit zueinander gesehen, also nicht jedes Organ an und für sich und isoliert betrachtet, sondern unter dem Aspekt der Wechselwirkung. Die einzelnen Organe funktionieren stets in Abhängigkeit zueinander und können nur auf diese Weise gesund erhalten werden.

2.
Die Grundlage der Tibetischen Medizinprinzipien

Die wichtigsten Grundlagen der Tibetischen Medizin bilden die Zusammenarbeit der drei Hauptsysteme in sich, diese sind:
  2a. Die drei Geistesgifte
  2b. Die fünf Elemente
  2c. Die drei Körper-Prinzipien
  Jede der drei Komponenten erscheint in einer anderen Form, sie haben aber dieselben Eigenschaften, Funktionen und sind voneinander abhängig und ihre Herkunft ist dieselbe. Aus dem Gleichgewicht oder Ungleichgewicht der drei Geistesgifte entsteht das Ungleichgewicht bzw. Gleichgewicht der drei Prinzipien bzw. der Fünf Elemente.

2a. Die drei «Geistesgifte» (siehe auch oben)

– DÖCHAK (Anhaftung/Begierde),
– SHE THANG (Hass/Gier),
– THI MUG (Verblendung/Unwissenheit/Ignoranz)

2b. Die fünf Elemente

Das tibetische Medizinsystem ist wie viele andere asiatische Medizinsysteme aufgebaut auf der Lehre von den Vier, respektive den Fünf Elementen. Diese sind Erde, Wasser, Feuer, Wind und als fünftes der Raum oder die Leere.
– *Erde* ist zuständig für Entstehung und gibt Form
– *Wasser* bringt Zusammenhalt und Vermehrung

- *Feuer* bringt Reife und Vollendung
- *Wind* bedeutet Bewegung, Wachstum, Verteilung der Energien und Ausdehnung in den Räumen
- *Raum* ermöglicht das Wirken der anderen Elemente.

Ich zitiere aus dem Elementarbuch des GÜD-SHI, den «Vier Wurzeln»: *«Ohne Erde kein Entstehen, ohne Wasser kein Zusammenhalt, ohne Feuer keine Reifung, ohne Wind kein Wachstum und ohne Raum keine Wachstumserweiterung.»*

Alle Elemente sind in sich voneinander abhängig und können ohne dem anderen nicht existieren. So auch umgekehrt, ist ein Element in seinem Ursprung gestört, dann bringt dies mit sich, dass die anderen Elemente dadurch automatisch gestört werden. In der Anwendung dieser Elemente-Lehre gibt es in der Tibetischen Medizin zwei unterschiedliche Aufteilungen.

Nach der ersten Aufteilung wird eine «äußere» und eine «innere» Elemente-Lehre unterschieden. Unter der «äußeren» werden die Natur und das Universum verstanden, unter der «inneren» der Mensch und sein Körper. Da beide aus denselben Elementen bestehen, sind sie voneinander abhängig. Der äußere Aspekt, also die Natur und das Universum oder der physiologische Teil der Wesen, der Körper, kann gewissermaßen als ein Baum betrachtet werden, denn beides besteht aus den Fünf alten Elementen. Beides kann ein Gleichgewicht oder ein Ungleichgewicht unter den Elementen durchmachen, was in der tibetischen Sicht gleichbedeutend ist mit Gesundheit oder mit Krankheit.

Bei der zweiten Aufteilung geht man vom Menschen aus, wobei Makro- und Mikro-Elemente unterschieden werden. Der Leib wird dabei als Makro-Element gesehen, während die Seele aus Mikro-Elementen aufgebaut betrachtet wird.

Wie bereits erwähnt, wird je nach dem Wissensgebiet eine unterschiedliche Zahl und Auflistung von Elementen angenommen, so kennt beispielsweise die Astrologie als ein Teilgebiet der Medizin lediglich *vier Elemente*, nämlich *Holz, Feuer, Metall und Wasser*. Die Vier Elemente in Bezug auf die Vier Jahreszeiten und die Einflüsse auf die menschlichen Organismen:

Tibetische Medizin

Jahreszeit	Zuordnung des Tieres zum Element	Dominantes Element	Dominante Naturbegebenheiten	Dominante Organe zu dieser Zeit	Dauer dieses Zustandes	Pulsart
Frühling	Tiger / Hase	Holz	Hölzer & Sträucher gedeihen	Leber / Gallen	72 Tage	dünn und drehend
Sommer	Pferd / Schlange	Feuer	Die Natur erwärmt sich	Herz / Dickdarm	72 Tage	dick und lang
Herbst	Affe / Vogel	Eisen	Kerne und Samen reifen	Lunge / Dünndarm	72 Tage	dünn und rau
Winter	Hund / Schwein	Wasser	Es wächst nichts	Nieren / Blase	72 Tage	weich und langsam

Zwischen diesen je 72 Tagen, die jeder Jahreszeit zugeordnet sind, schlägt jeweils der Milz-Magen-Puls mit dem Element Erde 18 Tage lang (4 Jahresphasen x 72 Tage = 288 Tage + 4 Jahresphasen x 18 Tage = 72 Tage = 360 Tage). So ist jeder Tag des Jahres dem individuellen Körper und dessen Beziehung zur Natur auf eine ganz bestimmte Weise zugeordnet. In detaillierten Berechnungen der Astrologie werden die Differenzen (360 zu 365 Tage im Jahr) in bestimmten Elemente-Zuordnungen ausgeglichen, aber in der groben Aufteilung der Elemente werden nur 360 Tage erwähnt.

2c. Die drei Körper-Prinzipien oder tibetisch die drei *Nye-pas*

Diese Körperprinzipien sind LHUNG (Wind), TRIPA (Galle) und BEDKEN (Schleim). Man kann diese drei als Energien, als Säfte, als Ströme, Funktionen oder vielerlei anderes verstehen. Man fixiere sich nicht auf irgendeine Übersetzung dieser drei Begriffe. Viel wichtiger ist es zu wissen, dass diese drei eine Umsetzung der Fünf Elemente darstellen und im Körper eine «Funktion» ausüben:

Das Prinzip LHUNG

Ihm werden der Geist, das Denken und sämtliche geistige und körperliche Bewegungen zugeordnet. Dies wird als der Führer der beiden anderen Prinzipien bzw. NYE-PAS angeschaut. Physiologisch kann man auch die Lhung-Energie als treibende Kraft hinter den vegetativen Funktionen der Zentralnervensystems, des Immunsystems und den Funktionen der feinstofflichen Energien etc. sehen. Diese wird unterteilt in 5 Untergruppen:

SOG ZHIN LHUNG (Lebenserhaltender Wind)
GIEN GIUR LHUNG (Aufsteigender Wind)
KIAP CHE LHUNG (Verteilender Wind)
ME MGIAM LHUNG (Mit Feuer einhergehender Wind)
TUR SEL LHUNG (Absteigender Wind)

Da unter den drei Prinzipien das Wind-Prinzip bzw. die Wind-Energie als die führende Energie angeschaut wird, möchte ich zu diesem die genauere Bedeutung der Untergruppen und dessen Lokalisationen und seine Beziehungen zu den Elementen kurz erläutern.

Der erste Wind, der SOG ZHIN LHUNG (lebenserhaltender Wind) wird unter all den Windenergien als die Trägerenergie angeschaut. Wie der Name es auch sagt, hängt das ganze Leben von diesem Energiezustand ab. Ist diese Energie gestört, kann sich dies in drei Formen entwickeln:

Erstens, entweder sie wird überschüssig und schweift (statt an seinem Ort zu bleiben) auch noch zu anderen Orten des Körpers, was eine Störung durch «Überschuss» bedeutet, oder zweitens, sie kann an ihrem Ort lokalisiert sein, nur ist trotz des stabilen Volumens ihre Funktion am Ort gestört, also ist diese Störung verursacht durch «Disharmonie», oder drittens, eine Störung kann z.B. durch den ständigen «Verbrauch» der LHUNG-Energie, durch «Unterfunktion» entstehen, was sich beispielsweise oft in Form von Lebensmüdigkeit, Schlappheit etc. äußern kann.

Je nach Schweregrad der Störung können diese drei Formen am ursprünglichen Ort lokalisiert sein, was die Auswirkung der Störung kleiner macht, als wenn sie sich an anderen Orten befindet. Ist aber dies nicht der Fall und diese Störung ist von dem ursprünglichen Ort, wo sie an sich lokalisiert wäre, weggewandert zu einem anderen Ort im Körper, so kann LHUNG vom Herz

Störungen im Leberbereich erzeugen und ein unerfahrener Arzt würde dann nur eine Störung der Leberenergie diagnostizieren und behandeln, statt die Ursache der Störung am richtigen Ort z.B. im Herz zu suchen. (Oder bei TRIPA-Energie (Gallen-Energie), die Störung einer Nervosität, wenn z.B. statt im Leberbereich im Herzbereich gesucht wird.) Diese Art der LHUNG-Störung findet man vor allem im Bereich der Psychologie.

Die Lage der einzelnen LHUNG-Energien und ihre Beziehung zu den Elementen und Farbenzuordnung lässt sich wie folgt gliedern:

SOG ZHIN LHUNG hat den Sitz im Haupt, trägt das Element Wasser und ist in der Farbenlehre zugeordnet zur Farbe weiß,

GIEN GUR LHUNG hat den Sitz an der Brust, trägt das Element Feuer und ist zugeordnet zur Farbe rot,

KIAP CHE LHUNG hat den Sitz im Herz, trägt das Element Äther und ist zugeordnet zur Metallfarbe,

ME NGIAM LHUNG hat den Sitz im Magen, trägt das Element Wind und ist zugeordnet zur Farbe grün,

TUR SEL LHUNG hat den Sitz im Nabel (Genitalien), trägt das Element Erde und ist zugeordnet zur Farbe gelb,

Die Energie LHUNG wirkt von den drei Alterskonstitutionen am ausgeprägtesten im höheren Alter.

Nun weiter zu den Erklärungen der zwei anderen Prinzipien TRIPA und BEDKEN.

Das Prinzip TRIPA

entspricht dem energetischen und dynamischen Wesen aller Lebensvorgänge. Die Verdauung ist mit ihrer entscheidenden Rolle im Stoffwechsel des Menschen als «wärmende Kraft» diesem Prinzip zugeordnet. Dieses Prinzip wird unterteilt in 5 Gruppen:

TRIPA JU CHE (Verdauende Galle)

TRIPA DANG GIUR (Ausstrahlung-ändernde Galle)

TRIPA DRUP CHE (Formbildende Galle)

TRIPA TONG CHE (Sehende Galle)

TRIPA DOG SEL (Farberkennende Galle)

Von den drei Alterskonstitutionen wirkt TRIPA am ausgeprägtesten in der mittleren Lebensphase.

Dönckie Emchi

Das Prinzip BEDKEN
Ihm entspricht das Fühlen und die Materie. Es manifestiert sich in den körperlichen Strukturen und der Regulation der Körperflüssigkeiten. Dieses Prinzip wird in 5 Gruppen unterteilt:
TEN CHE (Stabilisierender Schleim)
MGIAG CHE (Zermalmender Schleim)
MGONG CHE (Fühlender Schlcim)
ZIM CHE (Befriedigender Schleim)
JIOR CHE (Vermischender Schleim)
Von den drei Alterskonstitutionen wirkt BEDKEN am ausgeprägtesten im Kindesalter.

Zusammenfassend und physiologisch einfach übersetzt könnte das bedeuten:
LHUNG – Wind = Energie/Fluss/Bewegung
TRIPA – Galle = Hitze/Aktivität/Reifung
BEDKEN – Schleim = Kälte/Trägheit/Stabilität

Die Eigenschaften der einzelnen NYE-PAS
LHUNG – Wind = rau, leicht, kalt, dünn, hart und beweglich
TRIPA – Galle = ölig, scharf, heiß, leicht, riechend, ausscheidend und «bröckelnd»
BEDKEN – Schleim = ölig, kalt, schwer, stumpf, sanft, fest (stabil) und schleimig (klebrig)

3.
Die Beziehung der einzelnen Prinzipien zu einander

Durch den positiven oder negativen Einfluss der drei Geistesgifte DÖ CHAG (Anhaftung), SHE TANG (Hass, Aggression) und TI MUG (Unwissenheit/Verblendung) werden die drei NYE-PAS reihenweise beeinflusst.

Also der falsche oder richtige Geisteszustand oder das Verhalten der Anhaftung führt zur Störung oder zum Ausgleich des LHUNG-Prinzips (Wind-Element), der Geisteszustand der Aggression oder des Hasses zur Störung oder zum Ausgleich des TRIPA-Prinzips (Feuer-Element) und bei Unwissenheit oder Verblendung zur Störung oder zum Ausgleich des BEDKEN-Prinzips (Wasser und Erd-Element). Das wiederum gleichbedeutend ist mit einer Störung der Vier bzw. Fünf Elemente, da diese die drei Prinzipien konstituieren. Das Ziel der Tibetischen Heilprinzipien ist, diese Körperelemente in ihrer Eigenschaft, ihrem Volumen und ihren Aktionen in den Urzustand zu bringen, zu balancieren und dort zu stabilisieren. Je nach Stärke der Disharmonie in den Systemen ist der Mensch schwer, mittel oder leicht «erkrankt». Nach Auffassung der Tibetischen Medizin sind diese drei Prinzipien eng miteinander verknüpft. Erst der ausgeglichene Zustand und die Harmonie der drei Prinzipien, die wiederum die Fünf Elemente ausgleichen, sichert die harmonische Funktion der sieben «Grundgewebe» und der drei Ausscheidungen des menschlichen Organismus.

4.
Die Sieben Grundgewebe und Drei Ausscheidungen des menschlichen Körpers

Die Sieben Grundgewebe:
1. Vital Essenz (von Nahrung)
2. Blut
3. Muskel – Sehnengewebe
4. Fettgewebe
5. Knochen
6. Nerven und Knochenmark
7. Fortpflanzungsgewebe (Samen u. Eizellen)

Die Drei Ausscheidungen:
1. Stuhl
2. Urin
3. Schweiß

5.
Das Gleichgewicht des Menschen zum Kosmos

Da der Mensch, wie erwähnt, aus denselben Elementen besteht wie die ganze Natur und beispielsweise durch die Nahrungsaufnahme von ihr abhängig ist, gilt es, das Gleichgewicht der Natur zu erhalten und zu schützen. Können wir Lebewesen dieses Gleichgewicht der Natur nicht erhalten, dann gerät auch das Gleichgewicht der Lebewesen selbst durcheinander. Dieser Zustand entspricht einer «Ungeordnetheit» oder Krankheit. Das Verhältnis der Natur zum Menschen wird im Tibetischen mit «äußerer Behälter und innerer Essenz» verglichen.

Der Behälter kann nur soviel auffangen, wie es seiner Größe entspricht. Wird er überfüllt, dann läuft alles über. So ist in dem Zusammenhang sehr wichtig, das Gleichgewicht durch die angemessene Dosis zu erhalten. Wir zehren davon, was uns die Natur gibt. Tun wir dies in der richtigen *Menge*, zur rechten *Jahres- und Tageszeit*, so harmonieren wir mit der Natur und deren Gegebenheiten, und es wird sich eine innere und äußere Ausgeglichenheit einstellen. Dieses Beispiel ist zu übertragen auf die Aufnahme der Nahrung, der Heilpflanzen bis zur Beziehung oder Umgang mit der Natur mit ihren Vier Elementen.

Bewegen wir uns aber in die verkehrte Richtung, geben oder nehmen wir diese Elemente nicht richtig dosiert, wird es zu einer Unstimmigkeit zwischen Natur und Lebewesen kommen. So im Grundtext: «*Alles, was auf dieser Erde wächst, ist Medizin; auch Gift kann in richtiger Dosis ein Heilmittel sein.*» So kennen wir das Beispiel von giftigen Pflanzen wie dem Maiglöckchen: Ist dieses so eingenommen zwar giftig, kann aber, angemessen dosiert, als Herzmittel dienen. Oder die Tollkirsche, die ja bekanntlich hochgiftig ist, kann richtig dosiert, als Krampfmittel eingesetzt werden. Umgekehrt kann sich im Falle einer Medizinalvergiftung ein Heilmittel in Gift umwandeln. Einzig die angemessene Menge und Verhältnis hält uns im Gleichgewicht. Also sagt uns erst die Menge und das Verhältnis der Dinge, ob sich etwas im Gleichgewicht oder im Ungleichgewicht befindet.

Auch in der Lehre von den Makro- und Mikro-Elementen gilt dasselbe Prinzip: Unterliegt der Leib einem gestörten Gleichge-

Tibetische Medizin

wicht der Elemente, wie z.B. im Stress, so bringt dieser Zustand auch die seelischen Elemente in ein Ungleichgewicht und das ganze Elemente-System gerät aus der Balance und in einen Zustand dessen, was wir gewöhnlich «seelisch unausgewogen sein» nennen.

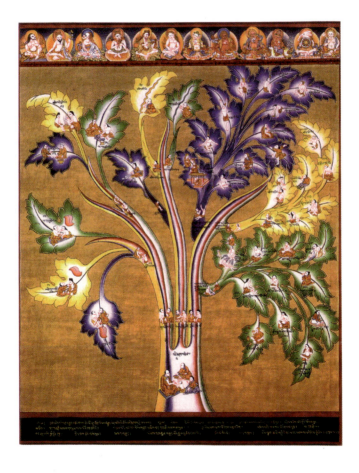

«Medizinbaum»

6.
Was versteht man unter Krankheit in der Tibetischen Medizin?

Nach der Traditionellen Tibetischen Medizin entstehen – wenn diese Aussage auch im Augenblick etwas unwahrscheinlich klingen mag – sämtliche Krankheiten aus derselben Ursache, nämlich aus den *Drei Geistesgiften* und deren Folgen oder Manifestation, aus dem *Ungleichgewicht der Drei Prinzipien* oder dem *Ungleichgewicht der Fünf Elemente* in sich, die dann auf die einzelnen Organe ihre Auswirkungen zeigen.

Die Funktion der Drei Prinzipien bzw. der Fünf Elemente in Harmonie und in sich ohne Störung bedeutet Gesundsein des Körpers und des Geistes. Sind diese im Ungleichgewicht und somit gestört, so bedeutet dies Kranksein. Man sollte unter dem Begriff des *Kranksein* nicht immer gleich eine klinische Erkrankung verstehen. Es kann sich dabei um einen Körper handeln, der einer Störung im Gleichgewicht unterliegt und damit *krank* ist, ohne dass dabei die deutlichen Symptome einer *klinischen Krankheit*, wie etwa Schmerz, Ausschläge, Bluthochdruck und anderes auftreten.

In der Tibetischen Medizin wird versucht, den so genannten *klinischen Erkrankungen* durch *frühzeitiges Ausbalancieren* der «äußeren» Elemente mit den «inneren» Elementen zuvorzukommen, noch bevor der Körper Signale seines Ungleichgewichts-Zustandes in der Form handfester Krankheits-Symptome anzeigt.

Wie gesagt, das Hauptanliegen der Tibetischen Medizin besteht weniger in der Bekämpfung von Krankheits-Symptomen als vielmehr darin, die Ursache oder *Wurzel* des Übels zu finden und zu fassen. So sind die Herkunft der Krankheit und deren Ursache für den tibetischen Therapeuten von höherem Interesse als die Krankheits-Symptome an sich. Deshalb wird er versuchen, die Wurzel des Übels auszureißen und nicht bloß dessen Äste zu beschneiden, die dann wieder nachwachsen können.

Aus diesem Grunde lässt sich auch auf die in der Praxis häufig gestellte Frage, ob Tibetische Heilmittel wirksam seien gegen Bluthochdruck oder Krebs oder gar gegen alle Krankheiten nicht auf Anhieb beantworten. In der Tibetischen Medizin gibt es zwei verschiedene Aspekte der Störung und somit des Krankseins. Die makroskopische Störung in Form von materiellen-physiologischen und die mikroskopische Störung in Form von seelisch-geistigen oder dynamischen Aspekten.

7.
Die Definition des Begriffes «Geist» in der Tibetischen Medizin-Philosophie

Hier möchte ich zu dem Begriff Geist etwas erläutern: In der westlichen Terminologie findet man in Verbindung mit dem Begriff «Ganzheitlich» sehr oft die Kombination von Körper-Seele und Geist. In der buddhistischen Philosophie wird bei dieser Bedeutung die Aufteilung etwas anders gemacht, und zwar in Tibetisch mit LÜD, MGAG, JI (Körper, Rede und Seele/Geist). Unter dem Begriff JI meint man die Seele und den Geist in Einheit. Lebt man in einem Zustand, wo die körperliche, sprachliche und seelischgeistige Ebene im Einklang sind, erreicht man nach der buddhistischen Philosophie erst das ganzheitliche Wohlbefinden.

In der buddhistischen Philosophie wird der «Geist», also JI, als ein Zustand des Bewusstseins beschrieben und nicht als ein «Objekt». Der Körper wird sozusagen als «Träger» für den grobstofflichen «Bewusstsein-Zustand» und die Seele als «Träger» für den feinstofflichen «Bewusstsein-Zustand» des Wesens gesehen. Der Geist als solches tritt nicht separat auf. Vielmehr wird dieser am ehesten in Verbindung mit der Seele gesetzt, da die Seele als «Träger» des Geistes(Bewusstseins) angesehen wird. Das harmonische Befinden der Körper-Geist/Seele Verbindung ist das Ziel der sogenannten ganzheitlichen Ansichtsweise.

Nun zurück zu der Bedeutung der Ursache des Krankseins.

Dönckie Emchi

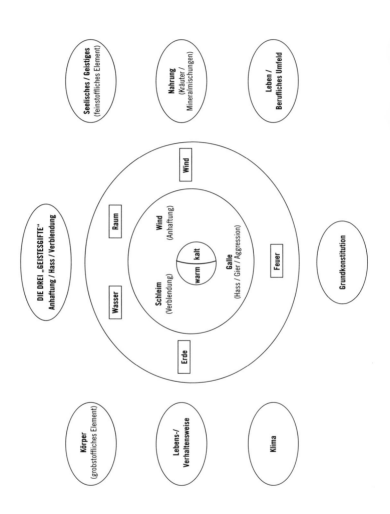

Schematische Darstellung:
«Das Gleichgewicht»

8.
Die Ursachen aller Leiden und Krankheiten nach der Traditionellen Tibetischen Medizin

Sie werden in zwei Hauptphasen eingeteilt:
1) in entferntere Ursachen und
2) in nähere Ursachen.

1) Die entfernteren Ursachen:
Die entferntere oder mittelbare Ursache ist die Unwissenheit (tib. Timug), nämlich die Unwissenheit über die Nichtexistenz eines «wahren unabhängigen Ichs». Durch das Ich-Bewusstsein werden Krankheiten erzeugt. Dies bedeutet, dass der Mensch, solange er dieses Ich-Bewusstsein besitzt, immer Krankheit mit sich trägt. Der Grund hierfür liegt darin, dass der Mensch sich durch die Annahme eines «unabhängigen Ichs» in den Mittelpunkt aller stellt und sich demzufolge automatisch der Umwelt gegenüber falsch verhält.

Einfache Beispiele hierfür sind etwa:

a) Wenn man jemanden verliert, den man geliebt hat, verfällt man in Trauer, weil man in einer speziellen Beziehung zu diesem Mensch gestanden hat und man diesen nicht verlieren möchte. Dadurch wird das erste «geistige Gift», jenes der Anhaftung, ausgelöst.

b) Ist man im gegensätzlich falschen Verhalten zu einem Ich befangen, indem man jemanden hasst oder Zorn auf jemanden entwickelt, dann entsteht das zweite Gift «Zorn oder Hass», weil das Ich verletzt wurde. So tötet man beispielsweise jemanden oder verletzt einen anderen Menschen mit bösen Worten.

c) und als drittes und gewissermaßen als Konzentrat und Hauptursprung beider obengenannter Fehlverhalten, die erwähnte Hauptursache, das Gift der «Unwissenheit oder Verblendung/Ignoranz».

Verblendung/Ignoranz in dem Sinne, dass man nicht akzeptiert, dass alles vergänglich ist und unwissend darüber, dass alles leer ist. Leer in dem Sinne, dass ein von sich aus bestehendes «unabhängiges Ich» nicht existiert.

2) *Die näheren Ursachen:*
Die näheren Ursachen sind die unmittelbare Auswirkung dieser drei Geistesgifte auf die drei NYE-PAS bzw. Körperprinzipien (Energien, Substanzen) LHUNG, TRIPA und BEDKEN. Diese können (wie oben bereits erwähnt) den drei Giften reihenweise zugeordnet werden.

9.
Das karmische Prinzip von Ursache und Wirkung

Da alles in diesem Universum seine Herkunft hat, muss es auch die Gesetze von Ursache und Wirkung geben. Nach der buddhistisch-philosophischen Ansichtsweise ist man, solange man sich im *Samsara* (Rad des Lebens) bewegt, im ständigen Zyklus des Wechsels von GEBURT, DASEIN und STERBEN befangen. Dieser Zyklus wird ausgelöst durch das karmische Gesetz von Ursache und Wirkung. Dieses Prinzip herrscht auch im Körper des Wesens. So besteht – wie wir am Anfang bereits erwähnt haben – alles im Körper des Menschen in gegenseitiger Abhängigkeit zueinander, also nicht jedes Organ an und für sich und isoliert, sondern unter dem Aspekt der Wechselwirkung. In der Grundphilosophie der Traditionellen Tibetischen Medizin heißt es: Dass das Kranksein das Produkt von Ursache und Wirkung ist und kein Phänomen ohne diese Bedingtheit existiert. Also nichts existiert aus sich selbst heraus. Also würde dies heißen, dass alle Organe und Zellen im kleinsten in Abhängigkeit zu einander existieren und nur auf diese Weise gesund erhalten oder bei Krankheit geheilt werden können. Dieses Naturgesetz gilt somit auch für die ganze Elemente-Lehre der kleinsten Atome der Lebewesen und Pflanzen.

So würde dies heißen, dass ein isoliertes Ansehen einer Störung oder Krankheit, sprich symptomatisch fixiertes Denken, nur eine vorläufige Entlastung bringen kann, aber auf die Dauer, wenn die Ursachen nicht aufgehoben sind, besteht die Gefahr, dass die Störung wiederholt auftreten kann.

An dieser Stelle möchte ich das Seelenleben aller Wesen näher beschreiben und mit der Entstehung des Kindes anfangen:

In der Tibetischen Medizin und auch in der buddhistischen Philosophie wird beschrieben, dass die Seele der Anfang aller Lebewesen und ihrer Entstehung ist. Die elterlichen Zeugungssäfte (Gen) allein als Materie können kein Lebewesen erzeugen. Die Seele wandert von einem Körper zum anderen (deshalb wird der mütterliche Leib auch nur als ein «Gasthaus» angesehen). Man ist dankbar, dass die Mutter uns das Leben schenkt und es auch zu bewahren versucht. Im Tibetischen wird der Körper LHÜ genannt, dies bedeutet soviel wie «der Hinterbliebene». Nach dem Tod wandert nach buddhistischer Philosophie die Seele weiter im Universum bis zur nächsten Wiedergeburt, aber der physische Körper vergeht, hinterbleibt deshalb der Name LHÜ – «Hinterbliebener». Also, um ein Leben überhaupt zu ermöglichen, müssen die vier karmischen Eigenschaften zusammenkommen.

1. *Schicksal* geboren zu werden (Karmischer Zustand des Kindes).

2. *Die wandernde Seele* des Neugeborenen mit seinen vollzähligen Mikroelementen. Die karmische Beziehung der Seele des Kindes zu der der Eltern (Widerstand z.B. durch Eltern, die keine Kinder bekommen können, wollen oder mit Widerwillen bekommen).

3. *Die mütterlichen «roten Samen» (Eizellen)* mit ihren vollzähligen, ungestörten Makroelementen zur Entstehung des Kindes (oder wieder verlieren oder nicht geboren werden können, weil die elterlichen Elemente untereinander nicht in Einstimmigkeit sind etc.)

4. *Die väterlichen «weissen Samen»* mit ihren vollzähligen, ungestörten Makroelementen zur Entstehung des Kindes (oder wieder verlieren oder nicht geboren werden können, weil die elterlichen Elemente untereinander nicht in Einstimmigkeit sind etc.)

Mit vollzähligen Elementen meint man hier, nochmals nach dem GÜD-SHI-Zitat: «ohne Erde keine Festigkeit, ohne Wasser kein Zusammenhalt, ohne Feuer keine Reife, ohne Wind kein Wachstum und ohne Raum keine Wachstumserweiterung.» Diese vollzähligen Elemente, befreit von den drei Unstimmigkeiten des unter-, über- oder disharmonischen Zustands, führen zur ausgeglichenen «Gesundheit».

Die Seele besteht aus den subtilsten Fünf Elementen. Je nach dem, was für ein karmischer (Schicksals-) Samen (Saat) sich im Vorleben angesammelt hat, bringt dieses dem neuen Lebewesen von einer Wiedergeburt zur anderen die Ernte. Die mütterlichen «roten Samen» und die väterlichen «weissen Samen» bringen bei der Entstehung des Kindes ihren Teil der Elemente und auch «Fehler» mit sich. Zitat GÜD-SHI: «*Väterlicher weißer Samen*» ist zuständig für den Bau von kindlichen Knochen, Gehirn, Zentralnervensystem. «*Mütterlicher roter Samen*» für den Aufbau von Weichteilen, Blut und Körperorganen des Neugeborenen.

Man darf dies hier nicht nur im grobstofflichen Bereich z.b. in Form von Genen allein verstehen, sondern im feinstofflichen Sinn, im Sinne z.b. feinstofflicher «Informationen», die physiologisch nicht messbar sind und trotzdem weitergegeben werden. Man erfährt dies sehr oft in der Praxis, wo Patienten Beschwerden haben, die nicht mit Apparaten erfasst werden können und trotzdem da sind, weil sie dies in Form von Beschwerden erspüren. Behandelt man dies fälschlicherweise nur in der grobstofflichen, somatischen Ebene, ist man oft überrascht, dass man in manchen Fällen nicht weiterkommt.

10.
Wie erreiche und bewahre ich das Gleichgewicht?

In den Tibetischen Medizin-Texten im Kapitel «Gesundbleiben und Krankheit heilen» wird ausdrücklich darauf aufmerksam gemacht, dass man den körperlich-seelischen Zustand vorbeugend stabilisieren und nicht nur im kranken Zustand heilen soll.

Es macht keinen Sinn, den seelisch-körperlichen Zustand immer nur im «kranken» Zustand zu harmonisieren zu versuchen. Wichtiger ist es vorzubeugen, dass es nicht so weit kommt. Ist dieses Ungleichgewicht nun aber vorhanden, dann versucht man selbstverständlich mit den gegebenen Therapiemöglichkeiten wieder Gleichgewicht herzustellen.

Wenn man aber die Ur-Ursache aller Leiden beseitigen möchte, soll – wie so oft schon erwähnt – die Stabilisierung oder Harmonisierung der drei Geistesgifte geschehen. Dies soll nicht nur im Sinne der geistigen Vorstellung allein geschehen, als vielmehr durch eine Kombination von «Geistiger Achtsamkeit» und der Umsetzung dieser Bewusstseinserfahrung in die Praxis des «Geschehens».

Dies sollte im Alltag geschehen durch eine «bewusste» Lebensweise, bezogen auf die körperliche und auf die seelische Ebene: durch Üben des Bewusstseins im Alltag über die drei Geistesgifte und seine Auswirkungen auf unser Wesen, auf unser soziales Umfeld und auf die Natur. Ansatzpunkt ist, die Ursache in sich zu suchen und zu versuchen, dies nicht nur alleine auf geistiger Ebene zu lösen, sondern auch im Praktischen umzusetzen.

11.
Wie erreiche und bewahre ich das Gleichgewicht des physischen Körpers?

Wir erreichen dies, in dem die Fünf Elemente oder die Drei Prinzipien in einem harmonischen Verhältnis zu sich selber, zu den Zellen, Organen und zum ganzen Universum stehen. Dieses harmonische Verhältnis der einzelnen Elemente, Prinzipien, Systeme untereinander erst gewährt uns das Gleichgewicht der Sieben Grundgewebe, die wiederum eine Verbindung zu allen körperlichen Organismen des Menschen und der Tiere darstellen. Nur dadurch können wir das Gleichgewicht im Wesen überhaupt erreichen und bewahren.

12.
Wie können wir dieses Ungleichgewicht im Körper nun feststellen?

Mit diesen obigen Angaben allein kommen wir nicht weiter, wenn wir nicht wissen, wie sich diese drei Grund-Übel im Körper eines Lebewesens – ich wähle dieses Wort mit Bedacht, da die Tiere denselben Naturgesetzen unterliegen wie die Menschen – feststellen lassen, welche Art von Informationen sie uns zu geben vermögen und wie wir diese erfassen können. Zur Abklärung dieser Fragen stehen uns drei bewährte Methoden zu Gebote:
1) Die *Diagnose durch Beobachtung*
2) Die *Diagnose durch Ertasten und Erfühlen*
3) Die *Diagnose aufgrund einer Befragung*

Dönckie Emchi

1) Die *Diagnose durch Beobachtung*

Unter Diagnose durch Beobachtung versteht man in erster Linie die Zungendiagnose und die Harndiagnose, doch auch die Typen-Diagnose, kurz eine genaue Beobachtung von Größe, Farbe und Form des Patienten. Ein tibetischer Arzt braucht für seine Diagnose keine Apparatur, sondern verlässt sich ausschließlich auf seine eigene Kenntnis und seine fünf Sinne. Die traditionellen Techniken, die er benützt, setzen sich wie folgt zusammen:

Die Urindiagnose: Anhand von Farbe, Schaum, Ablagerung, Geruch (auch Geschmack) des Urins kann man die Schwankungen der Organe bildlich ersehen. Die Energiestörungen der Himmelsrichtungen oder menschlichen Wesen kann man anhand von bildlichen Darstellungen des Urins bestimmen. Urindiagnose ist wohl die Diagnoseart, die wahrscheinlich als einzige in der Tibetischen Medizin so ausführlich beschrieben, erhalten und praktiziert wird.

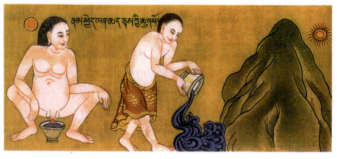

Urindiagnose

Zungendiagnose: Hier wird anhand von Farbe, Form und Belag der Zunge hinsichtlich einer Störung der drei Körpersäfte beobachtet und beurteilt.

Typenbestimmung: (Die Typenbestimmung wird nur in dem Unterkapitel der Beobachtungsdiagnose erwähnt) Dies sind die Beobachtungen des Arztes am Körper des Patienten: Farbe, Form, Größe, durch Tasten, Verhalten des Patienten, kurz, die Grundkonstitution bestimmen.

z.B. *Typ Wind:* Geht mehrheitlich gebückt, ist dünn, bläulich in der Hautfarbe, schwatzt gern, isst nicht mehr als genug, macht laute Geräusche beim Laufen, ist meistens nicht reich, hat eine eher kurze Lebensdauer, braucht wenig Schlaf, singt und lacht gern, neckt gern andere, ist ungeduldig, mag gern Süsses, Saures und Scharfes.

Typ Galle: Hat viel Durst und Hunger. Die Haut ist gelblich und die Haarfarbe (Nationalität beachten) auch eher gelb. Ist eher intelligent, ehrgeizig. Schwitzt stark und hat starke körperliche Ausdünstungen. Eher mittelreich, in der Größe mittelgross, hat eine mittellange Lebensdauer. Mag gern süssen, bitteren und ziehenden Geschmack. Liebt es, Kaltes zu sich zu nehmen.

Typ Schleim: Hat kalte Körpertemperatur, Knochen und Gelenke sind nicht ersichtlich, gefüllteren Körperbau und weisse Hautfarbe. Geht aufrecht, ist geduldig. Hat eine lange Lebensdauer und ist reich. Braucht viel Schlaf und ist vom Typ her eher liebenswürdig, aber eher phlegmatisch veranlagt. Mag gern scharfen, sauren und ziehenden (herben) Geschmack, bevorzugt eher raue Nahrung.

2) Die *Diagnose durch Ertasten und Erfühlen*

Unter Diagnose durch Ertasten versteht man das Tasten an sich, das Fühlen der Pulsqualitäten, aber auch die Beschaffenheit von Haut, Haaren, Nägeln usw., ferner die Geschmacksempfindung des Patienten.

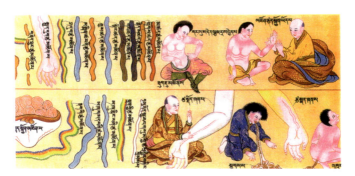

Pulsdiagnose

Das wichtigste Instrumentarium des tibetischen Arztes ist die Puls- und Urindiagnose. Die Diagnose zeigt Gleichgewicht und Ungleichgewicht im Körper des Patienten an. Die Ergebnisse der Puls- und Urindiagnose werden nach der Terminologie der traditionellen tibetischen Medizin beurteilt. Ausgangspunkt dieser Analyse ist eine ganzheitliche Denkweise, die seelische und körperliche Faktoren gleichwertig einbezieht und mit deren Hilfe der Zustand des Patienten beurteilt werden kann.

3) Die *Diagnose aufgrund einer Befragung*

Durch Befragung der Vorgeschichte des Patienten und durch Fragen zum derzeitigen Zustand erfährt man, wie der Körper in den Zustand des «Krankseins» geraten ist, also den Auslöser der Krankheit.

Befragung allgemein zum Krankheitsverlauf, Lebensweise, sozial-familiären Umfeld, Nahrungsgewohnheiten etc. Der Schwerpunkt wird auf die Verbindung vom psycho-physiologischen Befinden des Patienten gelegt – auch in Bezug auf sein soziales Lebensumfeld und dies in Form von ganzheitlichen Ansichtsweisen. Ganzheitlich, weil die Ursachen eines körperlichen Leidens auf der seelischen Ebene und die Ursachen eines seelischen Leiden in der körperlichen Ebene zu finden sein können. Oder die Ursachen der jetzigen Leiden in früheren Jahren und die Ursachen von Leiden späterer Jahre im Leiden von heute zu finden sein könnten. Es wird sowohl in der Befragung als auch in der Behandlung «als Ganzes» zusammenfassend behandelt. So fragt man z.B. auch bei einer chronischen Blutung, ob die Ursache vielleicht in einem früheren seelischen Schock, z.B. einer starken Blutung nach einer Geburt, liegt. Es sind Ursachen manchmal viel weiter zu suchen als in dem eigentlichen Geschehen oder Auslöser der jetzigen Leiden. Die Summe aller Diagnose-Resultate ergibt sodann das Bild von der eigentlichen Ursache und Herkunft der Krankheit aus der Sicht der Tibetischen Heilkunde.

13.
Wie wird nun die Ursache einer Krankheit beseitigt?

Die vier Behandlungsmethoden der klassischen Tibetischen Medizin sind:
1. Richtige Ernährungsweise
2. Richtiges Verhalten (körperlich-geistig) und Lebensweise
3. Richtige Heilmittel
4. Richtige Therapieanwendungen

1. Richtige Ernährung

Die Ernährungsweise nimmt von den Vier Therapien den ersten Rang ein, weil diese dem Körper jeden Tag positive oder negative Impulse geben kann. Da der menschliche Körper, wie am Anfang erwähnt, neben den Grundelementen der feinstofflichen Seelenelemente, auch aus den grobstofflichen Elementen der Natur besteht, können durch Ergänzen, Minimieren oder Ausgleichen von richtigen Impulsen über die Nahrungselemente im Körper die drei Zustände der Störung, über-, unter- oder entgleiste Fehler aufgehoben werden. Bei richtigen Impulsen (korrekte Ernährung) ist gemeint, dass die richtige Menge, die Kombination, der Zeitpunkt und der Zustand der Nahrung auf die individuelle Grundkonstitution des Menschen abgestimmt sein soll. Nur dann erreicht die Nahrung den richtigen Impuls im Körper und es kann der Effekt erst erreichen werden, der angestrebt ist. Auch hochqualitative Nahrung kann sonst seine einfachen Aufgaben im Körper nicht erfüllen.

In der Tibetischen Medizin wird versucht, bei einer Störung des Körpers oder einer Krankheit (wenn möglich) zuerst nur mit richtiger Ernährungsweise zu behandeln. Denn es heisst, dass die Nahrung die sanfte Medizin ist, wenn man sie richtig dosiert und dem Typ und der Natur entsprechend zu sich nimmt. Wenn es uns dann nicht gelingt, die innere Störung dadurch aufzuheben, dann erst werden die anderen Methoden, wie Kräutermedizin und äußere Therapiemethoden, angewendet.

Je nach dem Stadium einer Störung im Gleichgewicht bemisst man die angemessenen Therapieschritte. Generell wird die Ernährung und Lebensweise als erster Schritt empfohlen, und abhängig vom Grad und der Schwere des Zustandes, sollte erst der nächste Schritt gesetzt werden. So z.B. würde dies selbstverständlich nicht heißen, dass man bei Krebs keinesfalls nur die richtige Ernährung alleine empfiehlt, weil die Elemente so unausgewogen sind, dass man nicht Schritt halten könnte mit dem Krankheitsverlauf. Hierbei müssten alle Therapie-Methoden kombiniert genutzt werden, um zu einer schnelleren Genesung des Patienten zu gelangen. Das sind sowohl Ernährung, Verhaltensänderung und Heilmittel wie auch äußere Anwendungen. Es sind also alle vier Wege zugleich zu beschreiten.

In der Tibetischen Ernährungslehre wird weniger Gewicht auf die prozentualen Anteile der Inhaltsstoffe der Nahrung wie etwa auf den Vitamingehalt der einzelnen Nahrung gelegt, als vielmehr eine Ernährungsweise empfohlen, die sich nach den Fünf Grundprinzipien und der Anpassung dieser Grundprinzipien auf den individuellen Menschentypus ausrichtet.

Die Fünf Grundprinzipien sind:
- Der Grundkonstitution und dem Alter entsprechende Ernährung
- Der Tages- bzw. Jahreszeit angepasste Ernährung
- Die korrekte Mischung der einzelnen Nahrungen untereinander (eine harmonische Mischung der Nahrung)
- Die korrekte Menge
- Die korrekte Art der Zubereitung, Temperatur

Die Grundlagen für die Ernährung basieren auf der Lehre über die Sechs Grundgeschmäcker und die Drei Nachgeschmäcker.

Die Sechs Geschmäcker und ihre positive Wirkung auf die Drei Prinzipien							
Geschmack / Prinzip	süß	sauer	salzig	scharf	bitter	ziehend	Eigenschaft
Wind	+	+	+	+			neutral
Galle	+				+	+	warm
Schleim		+	+	+			kalt

2. Richtiges Verhalten

Unter der richtigen Verhaltensweise verstehen wir eine dem individuellen Menschentyp entsprechende korrekte geistige und körperliche Verhaltensweise. Unter den verschiedenen Typen wollen wir als Beispiel den ersten Typus von den drei Haupttypen der Tibetischen Medizin, den sogenannten LHUNG-Typus, nehmen:

Unter dem LHUNG-Typus ist nicht etwa ein Mensch zu verstehen, der nur aus LHUNG (Wind) besteht. Es gibt keine reinen, unvermischten Typen. Vielmehr wird er so bezeichnet, weil seine Energie überwiegend oder hauptsächlich aus eben dem Charakteristika der Wind-Energie besteht. Sein Charakter, sein Körperbau, sein Verhalten und seine Neigung zu Anfälligkeiten sind davon geprägt. Die der Grundkonstitution entsprechende «richtige Verhaltensweise» wird als eine der wichtigsten Grundlagen der Tibetischen Medizinphilosophie angesehen.

Sehen wir so, würde ich mit den besten Heilkräutern der Welt eine Krankheit oder ein Leiden auskurieren wollen, das seine Grundursache nicht nur auf der somatischen Ebene des Menschen, sondern auch auf der feinstofflichen seelischen Ebene hat, dann nützt mir nicht nur ein gutes Heilmittel allein, sondern es muss auch durch die richtige geistige Einstellung seelisch und geistigstabilisiert werden. Oder: es nützt mir nicht, z.B. eine Medizin gegen Erkältung zu nehmen, wenn ich mich in der Bekleidung nicht richtig verhalte und ständig die Erkältung wieder auslöse.

Der menschliche Körper (und hier sind natürlich alle Lebewesen so auch die Tiere mit einbezogen) steht in Beziehung mit den äußeren Naturgegebenheiten z.b. durch die Atmosphäre. Diese nehmen Einfluss auf den menschlichen Körper und können die Natur des menschlichen Körpers verändern. So spielen z.b. die Jahreszeiten eine große Rolle. Jede Jahreszeit hat ihren eigenen Charakter und Naturveränderungen, die nach den Naturgesetzen der Elemente-Lehre ausgerichtet sind, haben so auf den Körper der Lebewesen großen Einfluss. So haben auch die Gesetze der Gestirne eine sehr wichtige Rolle in der Naturveränderung und nehmen damit auf den menschlichen Körper Einfluss.

Im alltäglichen Verhalten kennen wir die die Verbundenheit des Wesens zur Natur z.B. durch Wetterfühligkeit des Einzelnen. Je nach dem wie man sich dem Wetter, der Jahreszeit und der Typenbestimmung entsprechend fühlt, merkt man die Einflüsse der Natur zum seelisch-körperlichen Zustand. Zu den Verhaltensweisen gehört natürlich auch, dem Wetter entsprechende Bekleidung zu tragen, die wiederum je nach Typ und Jahreszeit ihre Wichtigkeit hat. So kann ich mich nicht im Winter wie im Sommer kleiden. Nicht nur wegen der Kälte, sondern auch wegen dem Grundelement des Zustands der einzelnen Typen – der eine braucht viel Wärme (Feuerelement), ein anderer Typ eben weniger.

3. Richtige Heilmittel

Unter *richtige Heilmittel* sind jene gemeint, die auch hier wiederum dem individuellem Typ entsprechend, angepasste und kombinierte Mischungen enthalten, die die Körperelemente bzw. die Körperprinzipien der bestimmten Grundkonstitution oder der bestimmten Krankheit ausgleichen und den körperlich-seelischen Zustand stabilisieren und im gegebenen Fall heilen. Damit wird nicht beabsichtigt, einen eng definierten pharmakologischen Effekt zu erzielen, sondern ein ganzes Körpersystem wird gemäß den Erkenntnissen der Tibetischen Medizin gestützt, um so das Gleichgewicht der Körperelemente wiederherzustellen.

Tibetische Heilkräuter bestehen aus natürlichen Grundstoffen von Pflanzen, Wurzeln, Rinden, Früchten, Mark und Mineralien, früher bestanden sie auch aus einzelnen tierischen Substanzen oder Spuren davon, die heutzutage nicht mehr verwendet werden. Die meisten Pflanzen und Mineralien sind aus der Gegend des Himalayas oder Indiens.

Die Tibetische Pharmakologie hat ein reiches Wissen an Herstellungsverfahren der Heilpflanzen-Rezepturen. Sie bestehen aus Mono- aber hauptsächlich aus Multikomponenten. Die Idee der Vielmischkomponenten ist, dass die einzelnen Pflanzen oder Mineralien nicht eine sogenannte «scharfe» Wirkung erzeugen, die dann wiederum die Risiken erhöhen von eventuellen «Nebeneffekten». Dank der Vielmischkomponente ist die Tibetische Medizin bekannt als die sogenannte «sanfte Medizin».

Um die Mischungen nebenwirkungsfrei herzustellen, erfordert dies eine fundierte Kenntnis der Herstellungsverfahren der Heilmittel nach Grundprinzipen der Traditionelle Tibetische Medizin. Hauptsächlich ist diese Kenntnis aufgebaut auf der Lehre der Fünf Elemente, der Sechs Geschmäcker und der 17 Eigenschaften der Pflanzen und Mineralien und ihre Verträglichkeit der Mischung untereinander. Dies noch angepasst gemischt auf die individuellen Menschentypen und Bedürfnisse des aktuellen Zustands des Leidens oder der Disharmonie, ergibt eine sehr feine individuell abgestimmte Therapiemöglichkeit ohne Nebenwirkungen *(siehe Exkurs Pharmakologie, Kapitel X)*.

4. Richtige Therapieanwendungen

Unter der richtigen Therapieanwendung verstehen wir auch hier den drei Prinzipien angepasste äußere Anwendungen, die wiederum der richtigen Jahreszeit, Alter und Krankheit angepasst angewendet werden müssen. So darf z.B. nach dem Traditionellen Tibetischen Medizinverfahren nicht zum beliebigen Zeitpunkt geschröpft werden und es müssen, abgestimmt auf Typ, Alter, Krankheit, Jahreszeit und individuellen Bio-Rhythmus geeignete Tage gewählt werden für die Erreichung des korrekten Heilerfolgs. Die verschiedenen Therapiearten werden der bestimmten Krankheit entsprechend angewendet.

Äußere Therapieanwendungen
hier gibt es zwei Unterscheidungen:

Sanfte Therapie:
- Warme oder kalte Kompressen z.B. «Horme»-Therapie (mit Kräuter- und Öl-Mischungen)
- Traditionelle Tibetische Massage z.B. «Ku-mye»-Therapie (es gibt sehr viele verschiedene Methoden der Tibetischen Massage, z.B. mit Öl, mit Stock, mit Stein, etc)
- Medizinal-Dampfbäder
- Medizinal-Bäder
- Mineralbäder (nur möglich in Naturquellen)

Raue Therapie:
- Aderlass
- Kauteresation
- Moxatherapie
- Goldnadeltherapie (unterscheidet sich von der Therapieart der TCM-Akupunktur)

Durch all diese äußeren Anwendungen versucht man durch Wärme- oder Kältezufuhr das Blut zu reinigen und den Körper zu entschlacken. Der Energiefluss und der Wärmehaushalt werden über das Zentralnervensystem, über die Blutbahnen und über die Hautporen angeregt, beruhigt oder ausgeglichen.

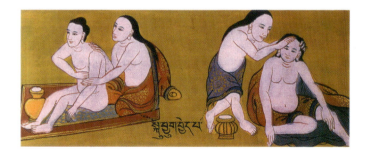

Massage

Tibetische Medizin

In der Tibetischen Medizin versucht man mit den vier Haupt-Behandlungsmethoden, die Körperenergie zu harmonisieren, gesund zu erhalten oder diese im Krankheitsfalle wieder auszugleichen und zu kurieren. Dies basiert auf der Lehre der Fünf Elemente bzw. der Drei Prinzipien.

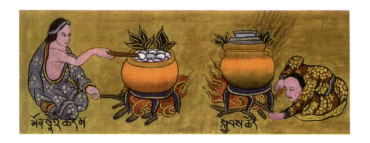

Zubereitung von Heilkräutern der Tibetischen Medizin

VII.
Bio-karmische Berechnung nach Traditioneller Tibetischer Medizinastrologie

Diese wird in Tibet vor allem dazu angewendet, um gegenwärtig und zukünftig kosmische Energie in Bezug auf körperliche Elemente des Wesens zu harmonieren und auszugleichen, um ein besseres Befinden zu erlangen.

Obwohl Astrologie ein wichtiges Teilgebiet der Tibetischen Medizin ist, kann hier aufgrund des komplexen Inhalts nicht im Detail eingegangen werden. Um aber einen kleinen Einblick zu bekommen, zeige ich ein Beispiel einer Formelberechnung des bio-kosmischen Zustands eines Menschen.

(+ = Beziehung zu …)
Element des Geburtsjahres (1960 z.B. Metall) + eigenes Körperelement (Geburtszeitelement) = *karmisches/körperliches Befinden, Macht, Glück und seelischer Zustand.*

Eigener Geburtsmonat (Stern) + Tag (Stern dieses Tages) + Zeit (Stern dieser Zeit) + Geburtsort (Himmelsrichtungselement) + Geburtsstern (Jahresstern) + Geburtsstern der Eltern (Jahresstern) = *Schicksalselement.*

Dieses Schicksalselement + aktuelles Naturelement (Jahreszeit z.B Sommer Feuerelement) = *eigener aktueller Gesundheit/Krankheits-/Glückszustand.*

Dieselbe Berechnungsformel gibt es in der Tibetischen Architektur, wenn man errechnen will, wie Häuser gebaut werden sollen, um mehr Gesundheit und seelische Wohlbefinden zu erlangen. In Tibetisch nennt sich dies «Sa-Chet», das heißt soviel wie Erd-Berechnung (Tibetische Geomantie).

Form-Element (Monat) + Farben-Element (Monat) + Richtungs-Element (z.B. des Therapieortes) = *Bio-Rhythmus der Natur bei Bauten oder es kann daraus die Therapieart und die dazu erforderliche Himmelsrichtung des Patienten errechnet werden (z.B. bei Aderlass).*

Dies könnte am ehesten verglichen werden mit dem Feng-Shui der Chinesischen Medizin. In diesem Gebiet hat die Tibetische Medizin ein sehr reiches Wissen, speziell im architektonischen Bereich, weil in Tibet die Häuser bis heute noch nach diesen Energieberechungen gebaut werden. In Tibet wird dieses Sa Chet (Sa = Erde, Chet = Berechnung) genannt. Es gibt ein sehr ausführliches Textbuch darüber, geschrieben im 16.Jahrhundert vom Regent des 5. Dalai Lamas, De Si Sangie Giatso. Aufgrund seiner Initiative entstanden auch die bekannten 70 medizinischen Rollbilder (Tankas), die eine wichtige Grundlage für die Lehre sind. Diese blieben uns trotz der vielen Zerstörungen in der Zeit der Kulturrevolution erhalten. Die Malerei stellt verschiedene Texte des Güd-shi in Bildern dar. Es gibt Kopien dieser Bilder, die in Buchform im Westen herausgegeben wurden.

VIII.
Wo hat die Tibetische Medizin ihre Stärke?

Im Vergleich zu anderen asiatischen Medizinsystemen hat die Tibetische Medizin ihren wichtigsten Schwerpunkt auf dem Wissen über das «Seelenleben» basierend auf bzw. geprägt durch die buddhistische Philosophie.

Durch das Wissen über buddhistischen Philosophie, die sich hauptsächlich mit dem Thema Mensch und seiner Seele/Geist beschäftigt, ist in der Tibetischen Medizin die ganzheitliche Sichtweise, das Denken über psycho-somatische Zusammenhänge die wichtigste geistige Grundlage. Basierend auf jahrhundertealte Erfahrung hat sich die Tibetische Medizin weiterentwickelt und in der Praxis bewährt. Es ist eine gute Ergänzung zum mehr in somatischer Medizin entwickelten System der Schulmedizin.

Ein weiteres Spezifikum ist die Urin-Diagnose, die in den Grundlagenwerken sehr ausführlich beschrieben wird. Hier konnte anderswo kaum ein solcher Erfahrungsschatz so lebendig erhalten werden wie in der Tibetischen Medizin. Die Urin-Diagnose war und ist immer noch eine sehr bewährte Methode, um «Ferndiagnose» zu machen. Diese ist durch die weit verbreitete Landschaft, das Hochland Tibets, entstanden, wo die Ärzte tagelange Ritte auf sich nehmen mussten, um zu den Patienten zu gelangen. So wurde durch die Größe des Landes der Weg vom Patient zum Arzt und umgekehrt sehr erschwert, oder die Ärzte kamen durch diese Distanz oft zu spät zu den Patienten. Also hat man die Methode der Urin-Diagnose entwickelt, wo sozusagen ein Bote in Vertretung für den Patienten den Urin des Patienten zum Arzt brachte und anhand von diesem die Tibetischen Ärzte genaue Diagnosen machen konnten und die Kräuter zusammenstellten. So war eine Behandlung von schwerst erkrankten Menschen möglich, ohne diese unnötig zu belasten.

Dieselbe Methode haben wir auch in der Puls-Diagnose. Man kann nach Wissen des Heilens der Tibetischen Medizin anhand des Pulses der Mutter z.B. ihr Kind diagnostizieren oder den des Ehemanns für die Ehefrau etc. Dies ist möglich durch das Wissen der Element-Beziehung in feinstofflicher Ebene.

Selbstverständlich ergibt die direkte Abnahme des Pulses am Patient selber oder der frisch gelöste Urin eine genauere Diagnose und ist nicht der Ferndiagnose gleichzustellen.

IX.
Wo wird sie heute noch gelehrt und praktiziert?

In Tibet gab es früher zwei Möglichkeiten für die Ausbildung: Die eine war die ursprüngliche Art, dass man liniengetreu das Familienerbe und das Wissen der Urahnen übernahm in Form von familiärer Weitergabe des Wissens von den Eltern zu den Kindern. Erst viel später entstanden institutionelle Ausbildungsstätten, wie Medizinschulen etc.

Die erste und die bekannteste offizielle Ausbildungsstätte war die 1696 von DESI SANGYIE GIATSO gegründete Medizinische Klosterschule CHAKPORIE in Lhasa – der Hauptstadt von Tibet. Diese wurde während der Kulturrevolution 1966 durch die chinesische Volksarmee komplett zerstört.

1916 gründete der Arzt KENRAP NORBU das Medical-Astro-Spital in Lhasa, welches von der Zerstörung verschont blieb. Die Chinesen mussten einsehen, dass ohne die Tibetische Medizin das ganze Gesundheitssystem in Tibet zusammenbrechen würde.

1962 gründete S.H. DER XIV DALAI LAMA in Nordindien (Dharamsala) das Medical-Astro-Institute im Exil. Es ist die bekannteste Institution der Tibetische Medizin im Exil.

Seit 1982 gibt es die Hochschule der Traditionellen Tibetischen Medizin in Lhasa. Weiters wurden in den letzten Jahren verschiedene Schulen für Tibetische Medizin in anderen Teilen Tibets und in der Mongolei gegründet.

X.
FÜR WELCHE KRANKHEITEN HAT SICH DIE TIBETISCHE MEDIZIN AM MEISTEN BEWÄHRT?

Für chronische Krankheiten wie:	Für akute Krankheiten wie:
Seelisch-geistige Krankheiten	Knochenbrüche
Chronische Leberprobleme wie Hepatitis, Zirrhose, Vergiftungen etc.	Erkältung
Magengeschwür	Bronchitis
Migräne	Akute Darmkrämpfe
Chronische Verstopfung	Akuter Durchfall etc.
Arthritis und mehr	
Arthrose	
Chronische Kopfschmerzen	
Ekzeme	
Schilddrüsenprobleme	
Chronische Bronchitis etc.	
Depressionen	

Exkurs:
Pharmakologie

Heilpflanzen Ernte
Herkunft der Pflanzen: Die für die Tibetischen Rezepturen verwendeten Pflanzen und Mineralien kommen zu 45% aus dem Hochland Tibet und 55% aus Indien, Ladak und sonstigen Himalayaregionen.

Pflücken von Pflanzen
In der Tibetischen Medizin werden Pflanzen zu bestimmten Jahreszeiten gepflückt, wo die Wirkung der Pflanzen am effektivsten ist. Die Wirkung der Pflanzen wird nicht – wie bereits oben erwähnt – nach der pharmakologischen Wirkweise im westlichen Sinn beurteilt und ausgewählt, sondern mehr nach der Wirkweise der Pflanzen im Sinne von pflanzlichen Eigenschaften, Verdauung und Wirkung nach der Elemente-Lehre der Traditionellen Tibetischen Medizin-Prinzipien.

Die Jahreszeit spielt eine sehr große Rolle, hält man sich nicht danach oder pflückt man eine Pflanze zu früh oder zu spät, ist die Wirkweise der Pflanzen nicht mehr gewährleistet.

Ort der Suche
Je nach dem, was man für eine Wirkeigenschaft sucht, muss man bei kühl wirkenden Pflanzen am Schattenhang und bei warm wirkenden Pflanzen am Sonnenhang die Pflanzen suchen.

Art der Suche
Es darf nicht zur x-beliebigen Jahreszeit eine Pflanze gepflückt werden. Die Naturgesetze und ihre Einflüsse müssen auch bei der Suche nach Heilpflanzen beachtet werden. Selbstverständlich sind hier nur Pflanzen gemeint, die nicht von Schadstoffen belastet sind.

In der Gegenwart werden viele Tibetische Heilkräuter wild gepflückt und gesammelt. Dies wird wohl leider in naher Zukunft bald nicht mehr möglich sein, viele Heilpflanzen-Sammler haben wenig Wissen darüber, wann, wo und wie die Pflanzen gesammelt werden sollen. Dadurch bedingt sind sehr viele Pflanzen vom Aussterben bedroht. In Tibet selber wird leider von den politischen Autoritäten wenig für die Umwelt und hier im speziellen für den Schutz von Heilpflanzen getan. Mein Besorgnis für die Zukunft ist, dass, wenn nicht bald etwas für den Artenschutz getan wird, in nicht so ferner Zukunft viele Grundsubstanzen für die Heilmittel der Tibetische Medizin nicht mehr vorhanden sein werden. Deshalb müssen wir anfangen diese Pflanzen zu kultivieren.

Nach meiner Erkenntnis gibt es bis heute kein einziges Projekt in Tibet, das für den Schutz oder für die Kultivierung der Heilpflanzen aktiv tätig ist. Das Kultivieren von Tibetischen Heilpflanzen wird nicht sehr einfach sein, da Tibet auf 3000m und höher liegt. Wenn man aber die Pflanzen in seiner gewohnten Umgebung und Höhe anbauen würde, denke ich, dass dies auch ein Beitrag dazu sein könnte, das ökologische System wieder ins Gleichgewicht zu bringen. Außerdem könnte dadurch auch ein großer Beitrag für die Erhaltung der Tibetische Medizin als Welterbe nicht nur für Tibeter, sondern im Dienste der Mitmenschen in der ganzen Welt geleistet werden.

Trocknung der Pflanzen

Je nach der gewünschten Wirkeigenschaft der Pflanzen, werden diese entweder im Schatten, wenn sie kühl wirken sollen, oder in der Sonne, wenn sie warm wirken sollen, getrocknet.

Aufbewahrung der Pflanzen

Wie auch im westlichen Wissen bekannt ist, müssen Pflanzen dunkel und trocken aufbewahrt und von Feuchtigkeit und Schimmel frei gehalten werden. Bei längerer Lagerung muss man die Pflanzen je nach Empfindlichkeit von Zeit zu Zeit, spätestens aber ca. nach einem halben Jahr die ganze Lagerung erneuern.

Herstellungsvorbereitung

Nachdem die Pflanzen korrekt getrocknet wurden, werden die Medikamente hergestellt. Bei der Zusammenstellung ist nicht nur allein auf die Wirkung der verschiedenen Komponenten zu achten, bei gewissen Inhaltsstoffen (bei verschiedenen Pflanzen, Mineralien, Edelsteinen und Metallen) ist eine Entgiftung durchzuführen.

Dieser Entgiftungsprozess ist einer der wichtigsten Prozesse in der Herstellung Tibetischer Medizin. Die Tibetischen Herstellungsverfahren für die Heilmittel basieren auf einem ganz spezifischen und fundierten Wissen über Mineralien, Metalle und Edelsteine. Diese Art der Entgiftungsverfahren hat die Tibetische Medizin über Jahrhunderte hinweg praktiziert und somit ihre speziellen Medikamentenmischungen weiterentwickelt. Diese sind dafür bekannt, dass sie ohne Nebenwirkungen gute Erfolge erzielen.

Um die Tibetischen Heilkräuter korrekt mischen zu können, benötigt es aber ein fundiertes Wissen über Tibetische Heilpflanzen und seiner Herstellung über Jahre. Dieses Wissen muss sich jeder Arzt und Pharmazeut genauestens aneignen, wenn er eine zuverlässige und korrekte Mischung nach den Prinzipien der Tibetischen Medizin herstellen will. Die Grundlage der Tibetischen Medizinherstellungsverfahren ist komplex und kann nicht durch Schnellkurse erlernt werden. Es kommt in der täglichen Praxis oft vor, dass Produkte auf dem Markt kommen, die groß als «Tibetische Medizin» angeschrieben werden, die aber nicht mal im Ansatz den traditionellen Herstellungsverfahren entsprechen.

Ich möchte auch zum Thema Quecksilber in der Tibetischen Medizin ein paar Worte schreiben. Es mag in der westlichen Ansichtsweise erschreckend klingen, wenn das Wort Quecksilber in Verbindung mit Medizin fällt. Es ist vielen Fachleuten bekannt, dass die Asiatische und hier speziell die Tibetische und Ayurvedische Medizin fundiertes Wissen und Erfahrung in der Herstellung von entgiftetem Quecksilber besitzen. Diese Methode ist sehr schwer zu erlernen und es handelt sich um eine sehr komplexe und komplizierte Art der Herstellung, die erst nach vielen Jahren Erfahrung in die Praxis umgesetzt werden kann. Durch diese Art des korrekt entgifteten Quecksilbers (und nochmals deutlich gesagt – basierend auf fundiertem Wissen und Erfahrung) kann die Tibetische Medizin viele chronische, vielleicht für viele Medizinsysteme nicht heilbare Krankheiten wie Tumore oder andere chronische Krankheiten wie Niereninsuffizienz heilen. Da hier im Westen diese Art der Herstellung nicht bekannt und dadurch das Wissen nicht verbreitet ist, ist es auch verständlich, dass dementsprechend viele Unsicherheiten und Ängste auftreten. Aber ich denke, dass man immer einem anderen Medizinsystem zumindest die Chance geben sollte, sich in der Praxis (also im westlichen Sinne wissenschaftlich) zu beweisen, bevor man ein Urteil über einen System/Gebiet abgibt, in dem man sich noch nicht auskennt.

Herstellung

Die Herstellung an sich ist einfach und unkompliziert, jedoch muss sich das Herstellungsverfahren genau an den Erfahrungsschatz der Elemente-Lehre der Tibetischen Pharmakologie halten, da sich die Herstellung der Tibetischen Medizin (wie oben erwähnt) nicht nur nach der Wirkweise der einzelnen Pflanzen und Mineralien richtet, sondern sich vielmehr an den Naturgesetzen der Elemente orientiert. Da die Natur auch aus den fünf Elementen besteht, ist die Erfahrung und Art der Pflanzenmischung aus dem Naturgesetz entstanden. Die Eigenschaften der Pflanzen und Mineralien beeinflussen die Eigenschaften des Elementesystems des Wesens und heben so die Störung der Natur des Wesens auf. Damit bewahrt man aber auch gleichzeitig die eigene Art der Natur. Man versucht unabhängig von fremden Einflüssen das Gleichgewicht in sich wieder zu erlangen. So ist dies vereinfacht ein Zusammenspiel von Substanzen aus den fünf Elementen der Natur mit den fünf Elementen des Wesens, die sich ergänzen oder ausgleichen. Man lässt also hier die Natur in sich, mit ihren Fähigkeiten und Eigenschaften wirken.

Wirkweise

Durch die Viel-Misch-Komponenten wird in der Mischung speziell geachtet, dass die einzeln intensiv und schädlich wirkenden Inhaltsstoffe durch eine andere «ausgleichende» Pflanze wieder unterdrückt oder neutralisiert werden. So kennt man in der Tibetischen Medizin keine sogenannten «Nebenwirkungen» im klassischen Sinn. Was wir aber kennen – ähnlich der Homöopathie – ist, dass eine Mischung z.B. eine sogenannte «Reaktion» auslösen kann. Diese «Reaktionen» haben aber bekanntlich nichts mit der eigentlichen Nebenwirkung zu tun. Es ist nur ein Zeichen, dass der Körper in seiner Eigenheit auf die Mischung reagiert und sich so nach außen zeigt. Je nach «Reaktion» kann man die Mischungsrichtung ändern oder beibehalten und erhält – eigentlich Dank der «Reaktion» – Informationen vom Körper, ob wir uns in die richtige Richtung bewegen. Deshalb ist es bekannt, dass man die «Reaktionen» nicht unterdrücken soll, sondern in

Form von tieferen Dosen versuchen sollte, die «Reaktion» feiner zu machen. Man sollte nicht unbedingt versuchen die Reaktion zum Verschwinden zu bringen. Dieses geschieht ohnehin von sich aus nach einigen Tagen. In der Anwendung der Tibetischen Medizin versucht man nicht (im Vergleich zur allopathischen Medizin) eine pharmakologische Wirkweise durch eine einzige Pflanze oder Pflanzenmischung zu erzielen. Durch Ergänzen, Eliminieren oder Ausgleichen der Elemente durch pflanzliche und mineralische Mischeigenschaften soll das Gleichgewicht im Elemente-System des Wesens erlangt werden.

Die Fünf Wirkeigenschaften:
1) Formwirkung
2) Farbwirkung
3) Eigenwirkung
4) Wirkung von Wirkung
5) Geschmackswirkung

Medikamentenform und Eigenschaften

Pillen
- Eigenschaft: Pillen hauptsächlich für chronische Krankheiten
- Wirkweise: zeigen ihre Wirkung erst im Magenbereich und hat eher eine langsamere Wirkweise. Angewendet eher für BED-KEN-Störung.

Pulver
- Eigenschaft: eher für akute Krankheiten
- Wirkweise: eher schnellere Wirkweise, schon im Mundbereich wirkend. Angewendet eher für TRIPA-Störung.

Medizinische Tees und Brühe
- Bei Entschlackungen
- Wirkweise: eher angewendet durch schnellere, kurmäßig oft ausleitende Verfahren. Angewendet eher bei LHUNG-Störung.

Tibetische Medizin

Medizinische Butter
- Präventivmedizin
- Wirkweise: z.B. im Winter gegen Erkältung für ältere Leute zur Stärkung. Angewendet am ehesten für LHUNG-Störung.

Medizinische Asche
- feinstofflich wirkend
- Wirkweise: spirituelle Wirkung bei sogenannter «Geisterkrankheit» = seelische und geistige Erkrankung.

Pflanzliche Extrakte
- externe und interne Anwendung
- Wirkweise: gleich wie bei allen anderen, nur konzentrierter.

Medizinische Weine
- Präventive Medizin
- Wirkweise: zur Stärkung und Beruhigung.

Edelmischungen, die sogenannten Juwelen
- Präventiv und akut bei schweren Krankheiten wie Tumor
- Wirkweise: entgiftend, reinigend, immunstärkend, kräftigend, verjüngend, als Aphrodisiakum, vorbeugend gegen eher nicht so leicht behandelbare Krankheiten wie Lähmungen (in Frühstadium), Tumor (in Frühstadium), hoher Blutdruck auch in chronischem Zustand.

Raue Einläufe
- Reinigung, Entschlackung
- Wirkweise: bei erhöhter Gallenenergie und Hitzekrankheit.

Sanfte Einläufe
- Darmprobleme und Hämorrhoiden
- Wirkweise: reinigend.

Inhalationen
- Zur Inhalation
- Wirkung: Nasen-, Atem-, Nebenhöhlenreinigung und entzündungshemmend.

XI.
Zusammenfassung

Die Tibetische Medizin ist eine uralte Wissenschaft und stellt ein – wie viele andere asiatische Medizinsysteme – sehr komplexes und ganzheitliches System dar. Ihr Grundmuster ist oft für viele «wissenschaftlich» Denkende auf Anhieb nicht immer logisch und leicht zu verstehen. Es steckt eine ganz andere geistige Philosophie dahinter, die seit der Entstehung des Universums da war und an sich logisch wäre.

Wir Menschen – vor allem hier im Westen – haben durch die sogenannte «Modernisierung» und «Technisierung» das uralte Wissen in Vergessenheit geraten lassen.

Tibet hat vielleicht Dank seiner jahrhunderte langen natürlichen Abgeschiedenheit von der Außenwelt dieses uralte Wissen bewahren können. Es wird oft so dargestellt, als ob die östlichen Wissensrichtungen etwas ganz Exotisches wären, oft sogar in die Ecke der Esoterik zugeordnet, was aber sicherlich falsch ist. Die asiatische und hier die Tibetische Medizin hat genauso eine «naturwissenschaftliche» Erklärung zu ihrem Medizinsystem, die anhand der Erfahrungen an Menschen über Jahrtausende erprobt wurde und sich bewiesen hat. So müssen wir uns nur wieder zurückerinnern und versuchen, im Ursprung den Menschen zu sehen und zu verstehen, was wir brauchen, um körperlich, aber auch seelisch/geistig gesund zu bleiben. Der Mensch an sich ist seit der Urzeit immer noch derselbe geblieben. Er hat sich nicht verändert, sondern nur seine Denkstrukturen wurden durch die Entwicklung der Gesellschaft, Umfeld, Erfahrungen und anderes geprägt und man hat dieser «neuen Denkstruktur» einen neuen Namen gegeben: «Die Modernisierung».

So denke ich, wieso soll ein uraltes Wissen, wie die Tibetische Medizin, dieser Jahrhunderte alte Erfahrungsschatz, der am Menschen selbst und nicht «in vitro» gemacht wurde, nicht möglichst vielen Menschen zur Verfügung gestellt werden? Sie wird bis heute noch mehr denn je angewendet und hat sich in der Praxis bewährt und so viele Menschen vom Leid befreien können. Es spielt keine

Rolle, ob Ost oder West, wir alle sind Menschen und leiden unter demselben Leid, unter denselben Krankheiten und Schmerzen und haben denselben Wunsch, davon befreit zu werden.

Ich würde gerne als Abschluss mein buddhistisches Lieblingsgebet für alle Lebewesen dieser Erde aussprechen:

༄༅། Mögen alle Lebewesen das Glück und die Ursache des Glücks werden!
Mögen alle Lebewesen vom Leid und dessen Ursache befreit sein!
Mögen alle Lebewesen ohne Unterscheidung von Herkunft und Rasse in Harmonie weilen! །།

Hinweis: Die Erlaubnis der Verwendung der hier beschriebenen Inhalte und Rezepturen liegt ausschließlich bei der Verfasserin. Eine Nicht-Beachtung bringt rechtliche Konsequenzen.

Xiaoya Li

Akupunktur und Traditionelle Chinesische Medizin

Die praktischen Methoden der Traditionellen Chinesischen Medizin umfassen hauptsächlich die Arzneikunde, die Akupunktur, die Moxibustion und die Massage. Obwohl die Akupunktur nur ein Teilgebiet der Chinesischen Medizin ist, wird sie oft als das einzige chinesische Heilverfahren im Westen angesehen.

Früher wurde im Westen oft behauptet, dass die Heilungswirkung der Akupunktur nur der Hypnose, der Suggestion oder dem Placeboeffekt zugrunde liegt, heute dagegen können selbst die Kritiker nicht mehr gänzlich ausschließen, dass zumindest die Akupunktur-Analgesie eine (nach westlichen standardisierten wissenschaftlichen Untersuchungen) eindeutige Wirkung aufweist. Aufgrund verschiedener Untersuchungen und weltweiten Forschungsresultaten kann die Wirkung der Akupunktur nicht mehr in Zweifel gezogen werden. Anders als die Schulmedizin bietet das Stechen mit den Nadeln heute eine traditionelle Alternative, um die Krankheit besser zu heilen und gleichzeitig den Körper zu schonen. Mittlerweile fördert auch die Weltgesundheitsorganisation WHO die Akupunktur, indem sie eine Indikationsliste für schwere und funktionelle Leiden erstellt hat. Dies ermutigt immer mehr Ärzte, weltweit Akupunktur bei der Behandlung ihrer Patienten anzuwenden.

Viele Patienten, aber auch Ärzte stellen sich die Frage, wo die heilende Kraft der Akupunktur ihren Ursprung hat? Oder auf pragmatische Weise formuliert: Wie kann das Nadelstechen so viele verschiedene Krankheiten heilen? Um diese Frage beantworten zu können, ist es sinnvoll, beziehungsweise obligatorisch, zunächst die theoretischen Grundlagen der Traditionellen Chinesischen Medizin zu betrachten.

Xiaoya Li

Die Philosophie der Akupunktur und der Traditionellen Chinesischen Medizin beruht auf einer jahrtausendlange Geschichte und Erfahrung. In grauer Vorzeit hatte man bereits in China entdeckt, dass bestimmte Nahrung und Pflanzen heilende Wirkung gegen Krankheiten haben. Diese Erkenntnis bildet die Grundlage des traditionellen chinesischen Arzneiverfahrens und mit der Anwendung wurde sozusagen die Medizin auf einer primären Grundlage begründet.

So zum Beispiel hat man bereits damals herausgefunden, dass, wenn man bestimmte aufgewärmte Steine mit Tierhaut oder Baumhaut einpackte und dann diese auf einen bestimmten Körperteil legte, bestimmte Schmerzen dadurch gelindert werden konnten. Die wiederholte Durchführung dieser Behandlungsmethode und der dadurch beschleunigte Heilvorgang führte schließlich zur Entstehung der sogenannten Moxibustionsmethode.

Das Stechen von Nadeln in bestimmten Punkten der Körperoberfläche zur Behandlung von Krankheiten fand wahrscheinlich bereits in der Steinzeit Anwendung. Damals, als man noch mühevoll Steine als Produktionsmittel benutzte, bemerkte man bereits, dass, wenn eine körperliche Stelle durch einen Stich verletzt wurde, die Krankheit oder der Schmerz an einer anderen Körperstelle nachgelassen hatte. Später mit der technischen Weiterentwicklung gab es dann Bronze-, Silber-, Horn- und Bambusnadeln. Für die damaligen Adeligen und wohlhabenden Großgrundbesitzer wurden sogar Nadeln aus Gold oder Silber angefertigt. Heute dagegen werden die bei der Behandlung verwendeten Nadeln aus Edelstahl angefertigt.

Die Theorie der Traditionellen Chinesischen Medizin einschließlich der Entstehungs- und Entwicklungsgeschichte ist sowohl umfangreich als auch umfassend und steht im engen Zusammenhang mit der chinesischen Philosophie. Das erste bekannte medizinische Handbuch, «Huang Di Nei Jing» (Innerer Klassiker des Gelben Kaisers), wurde vor ca. zweitausend Jahren (zwischen 500 und 300 v. Chr.) verfasst. Deren zwei Bände «Su Wen» (Einfache Fragen) und «Ling Shu» (Mystisches Tor) mit jeweils 81 Kapiteln umfassen die Inhalte der Anatomie, der Physiologie, der Pathologie, der Diagnostik, der Therapie und der Verhütung der Krankheit. Darin wird die Theorie der Traditionellen Chinesischen Medizin systematisch und ausführlich behandelt und ist somit zu

Akupunktur und TCM

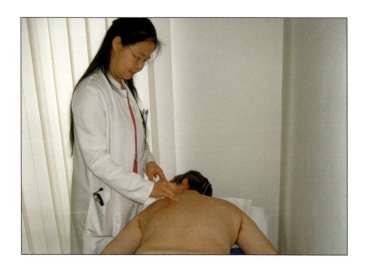

Akupunktur

einem Standardwerk geworden, auf das man bei Fragen jederzeit zurückgreifen kann. In den folgenden Jahrhunderten wurde es zusätzlich von einigen namhaften Gelehrten kritisch kommentiert, überarbeitet und ergänzt. Im Folgenden werden die theoretischen Grundlagen zu Diagnostik und Therapie, Diagnostik in der Traditionellen Chinesischen Medizin und Akupunktur dargestellt.

1.
Theoretische Grundlagen zur Diagnostik und Therapie

Die Yin-Yang-Theorie

«Yin» und «Yang» gehören eigentlich zu den Begriffen der alten chinesischen Philosophie, die auch in der Traditionellen Chinesischen Medizin von zentraler Bedeutung sind. Die Begriffe «Yin» und «Yang» tauchen zum ersten Mal im «I Jing» (Buch der Wandlungen, ca. 11. Jhdt. v. Chr.) auf und bedeuten, dass jeder Gegenstand und jedes Lebewesen im Universum aus zwei gegensätzlichen Aspekten besteht, nämlich dem «Yin» und dem «Yang».

Die eigentliche Bedeutung von «Yin» und «Yang» sind die «Richtungen/Seiten» des Sonnenscheins: die Seite zur Sonne heißt «Yang», die Gegenseite heißt «Yin». Zum Beispiel ist die Südseite des Berges «Yang», die Nordseite des Berges «Yin». Genauso wie die Sonne hat auch jeder andere Gegenstand oder jede Erscheinung im Universum zwei entgegen gesetzte Seiten, zum Beispiel Himmel und Erde, innen und außen, Bewegung und Stillstand, Tag und Nacht, warm und kalt, steigen und sinken. Himmel gehört zum «Yang», Erde gehört zu «Yin». Die äußere Seite gehört zu «Yang», die innere Seite ist «Yin»; Bewegung ist «Yang», Stillstand ist «Yin»; hinaus gehört zu «Yang», hinein gehört zu «Yin»; Tag ist «Yang» und Nacht ist «Yin»; warm ist «Yang» und kalt ist «Yin»; steigen ist «Yang» und sinken ist «Yin».

YIN- UND YANG-ENTSPRECHUNGSSYSTEM	
Yin	**Yang**
Erde	Himmel
Negativ	Positiv
KÖRPER	
Ventral	Dorsal
Innen	Außen
Unten	Oben
Körperinneres	Oberfläche
Innere Organe	Haut
FUNKTIONEN	
Hypofunktion	Hyperfunktion
Leere, Schwäche (Energie)	Fülle
Mangeldurchblutung	Hyperämie
Kälte	Hitze
Degeneration	Infektion

Die Yin-Yang-Theorie, die in dem naturalistischen und taoistischen Gedankengut des alten Chinas ihren Ursprung hat, ist eine dialektische Logik, die Beziehungen, Muster und Veränderungen zu erklären versucht. Innerhalb dieses Gedankensystems werden alle Dinge als Teile des Ganzen angesehen. Eine einzelne Erscheinung allein kann nie von ihrer Beziehung her von der entgegen gesetzten Erscheinung getrennt werden. Diese beiden Aspekte befinden sich gleichzeitig sowohl im Gegensatz zueinander als auch in gegenseitiger Abhängigkeit voneinander.

So kann man auch den menschlichen Körper in «Yin» und «Yang» unterteilen: die Vorderseite ist «Yin», die Rückseite «Yang», die obere Hälfte mehr «Yang» als die untere; die äußeren Organe (Haut, Haare etc.) sind stärker «Yang» als die inneren Organe. Krankheiten, die sich durch Schwäche, Langsamkeit, Kälte und Zurückhaltung kennzeichnen, sind «Yin»; Krankheiten, die sich in Stärke, Aktivität, Hitze, Aggression und Übertreibung manifestieren, sind «Yang».

In der klinischen Praxis äußert sich die Yin-Yang-Theorie folgendermaßen: hat ein Patient zum Beispiel hohes Fieber und schwitzt viel, was als Übermaß von «Yang» gilt, besteht die Gefahr, dass er plötzlich in einem Schock verfällt (einen extremen Yin-Zustand). Entweder muss sich eine graduelle Veränderung ereignen, ein Wiederausgleich (medizinische Behandlung und Heilung) stattfinden, eine radikale Veränderung eintreten (Schock) – oder «Yin» und «Yang» trennen sich voneinander, und die Existenz gelangt zum Stillstand (Tod).

Die Yin-Yang-Theorie wird in der Traditionellen Chinesischen Medizin benötigt, um die Physiologie und die Pathologie des menschlichen Körpers zu erklären und als Richtlinie bei der klinischen Arbeit der Diagnose und der Behandlung zu fungieren.

Grundsubstanz der Menschen

In der Traditionellen Chinesischen Medizin bilden das «Qi», das «Blut», das «Jing» und das «Shen» die grundlegenden Komponenten im menschlichen Körper.

Die Lebensenergie (Qi): Das «Qi» ist ein fundamentaler Begriff aus der chinesischen Philosophie, der in der westlichen Sprache schwer zu veranschaulichen und zu definieren ist. Das «Qi» wird als Lebenskraft angesehen, die sich in allen lebenden Wesen in Form von Veränderung und Bewegung zeigt. Die ständig fließende Lebensenergie «Qi» kann in ihren Wirkungen erfasst werden, eine präzise Definition jedoch gibt es nicht. Jede Stagnation führt zur Störung der Lebensvorgänge, ein vollständiger Stillstand bedeutet daher den Tod.

Es gibt drei Quellen des «Qi»: das «Ursprungs-Qi», das «Nahrungs-Qi» und das natürliche «Luft-Qi». Das «Ursprungs-Qi» ist bekannt als das «Qi» der Niere, das man von den Eltern vererbt bekommt und in Beziehung mit der Fortpflanzungsfunktion steht. Das «Ursprungs-Qi» wird bei der Empfängnis von den Eltern auf das Kind übertragen und in den Nieren gespeichert. Dieses «Qi» wird als ein angeborenes «Qi» bezeichnet. Das «Nahrungs-Qi» wird aus der verdauten Nahrung gebildet und das natürliche «Luft-Qi» entsteht durch das Atmen. Die letzten beiden Arten des «Qi» werden als erworbenes «Qi» bezeichnet. Diese drei Formen vermischen sich und bilden das «Qi» als eine gesamte Einheit. Das «Qi» ist praktisch diejenige Kraft, die die Materie bewegt und alle Funktionen des Organismus aufrechterhält. Im menschlichen Körper sammelt sich das «Qi» in den Organen und fließt durch die Bahnen, die chinesisch «Jing und Luo» heißen. «Jing» bedeutet Durchfließen oder Kanal, «Luo» bedeutet Verbindung. Diese «Jing» und «Luo» wurden von den europäischen Ärzten als «Meridiane» bezeichnet. Das «Qi» ist eine Yang-Substanz, und ein Qi-Mangel ist ein Yin-Zustand, in dem der Patient Aktivitätsschwäche aufweist. Das so genannte «Ankommen des Qi» bei der Akupunktur-Behandlung bedeutet, dass die Nadelung eine Anregung der Funktion der Meridiane und Nebengefäße bewirkt hat.

Das «Blut» (Xue): Das «Blut» in der chinesischen Medizin entspricht nicht genau dem «westlichen Blut». Das «Blut» (Xue) besteht aus der Lebensessenz, der Nahrungsessenz (einschließlich der Essenz der Niere) und wird zum Herzen und zur Lunge transportiert, wo es dann in rotes Blut umgewandelt wird. Das «Blut» mit den Bestandteilen Nahrungs-Qi und die Essenz der Niere bilden die materielle Grundlage für die Funktionen des Blutes, zum

Beispiel die Zirkulation in den Gefäßen, um den Körper zu ernähren und die funktionellen Aktivitäten der verschiedenen Organe und Gewebe zu fördern.

Das «Blut» und das «Qi» stehen also in enger Beziehung zueinander. Die Bildung und Zirkulation des «Blutes» hängt vom «Qi» ab, während die Bildung und Verteilung des «Qi» vom «Blut» abhängt. Klinisch gesehen, führt ein Mangel an «Qi» oft zu einem Mangel an «Blut», und umgekehrt hat ein Mangel an «Blut» oft einen Mangel an «Qi» zur Folge. Der Stillstand des «Qi» verursacht einen Stillstand des «Blutes» und der Stillstand des «Blutes» bewirkt umgekehrt einen Stillstand des «Qi».

DIE LEBENSESSENZ (JING): Das «Jing», am besten mit «Essenz» zu übersetzen, ist die Substanz, auf der alles organische Leben angewiesen ist. Es ist die Quelle organischer Veränderung und besitzt zwei Ursprünge: Das «vorgeburtliche Jing», das durch die Nahrung aufgenommen wird und die Verschmelzung des elterlichen Jing, welches die Empfängnis darstellt.

DER GEIST, DIE PSYCHISCHE ENERGIE (SHEN): Das «Shen» ist ein weiterer zentraler Begriff der Traditionellen Chinesischen Medizin. Es ist die Kraft des Bewusstseins (psychische Energie) und wird oft mit Geist übersetzt. Das «Shen» wird im «Herzen» gespeichert und zeigt sich in den Augen. Wenn «Shen» gestört ist, werden die Augen trübe, «farblos» und verlieren ihren Glanz; der Patient wird vergesslich, Bewegungen werden unkontrolliert und langsam ausgeführt, der Schlafrhythmus ist gestört.

Das «Shen» und das «Qi» werden zu den Yang-Kräften des Körpers gezählt, während die Lebensessenz «Jing» dem «Yin» zugeordnet wird.

Die Zang-Fu-Theorie

Ursprünglich ging die chinesische Medizin von insgesamt elf Funktionskreisen aus, und zwar von fünf Zang-Organen (werden auch als Speicherorgane bezeichnet) und sechs Fu-Organen (werden als Durchgangsorgane bezeichnet).

Die fünf Zang-Organe sind Lunge, Herz und Perikard, Milz-Pankreas, Niere und Leber. Sie sind Yin-Organe und speichern

Strukturpotential, ihre Funktion besteht im Produzieren, Umwandeln, Regulieren und Speichern der Grundsubstanzen.

Die sechs Fu-Organe sind die Hohlorgane Dickdarm, Dünndarm, Magen, Blase, Gallenblase und «Sanjiao»; sie sind Yang-Organe. Durch diese Organe werden flüssige und feste Nahrung aufgenommen, umgewandelt und die aktiven und strukturellen Säfte bewegt. Jedoch haben sie keine Speicherungsfunktion.

Die Organe sind in der Traditionellen Chinesischen Medizin zuallererst durch die mit ihnen assoziierten Funktionen definiert, im Westen dagegen durch ihre physische Struktur. Dieser Unterschied ermöglicht der chinesischen Medizin, «Organe» zu identifizieren, die von der westlichen Medizin teilweise gar nicht wahrgenommen werden, wie zum Beispiel den «Dreifachen Erwärmer».

Die Fünf-Wandlungsphasen-Theorie

Die Fünf-Wandlungsphasen-Theorie besagt, dass Holz, Feuer, Erde, Metall und Wasser die grundlegenden Elemente sind, aus denen sich die materielle Welt zusammensetzt. Zwischen ihnen besteht eine gegenseitige Abhängigkeit und Unterdrückung, die ihren Zustand von dauernder Bewegung und dauerndem Wechsel bestimmt.

Die Fünf-Wandlungsphasen-Theorie ist ein Versuch, alle Phänomene unter fünf grundsätzlichen Prozessen zu subsumieren, die durch die Symbole Holz, Feuer, Erde, Metall und Wasser repräsentiert werden. Man kann die fünf Phasen beispielsweise zur Beschreibung des jährlichen Zyklus vom biologischen Wachstum und der Entwicklung benutzen: Holz entspricht dem Frühling, Feuer dem Sommer, Metall dem Herbst, Wasser dem Winter. Erde repräsentiert den Übergang von einer Jahreszeit zu einer anderen und wird außerdem mit Spätsommer verbunden.

Die Fünf-Wandlungsphasen-Theorie wird auf medizinischem Gebiet benutzt, um die gegenseitige Abhängigkeit und Unterdrückung der «Zang»-Organe und der «Fu»-Organe, der Sinnesorgane und der Gewebe zu beschreiben und auch die Beziehung zwischen Mensch und Natur zu deuten. Sie dient hauptsächlich dazu, die Ätiologie, den Mechanismus und die Veränderungen von

Krankheiten zu erklären. Einerseits liegt die zentrale Bedeutung der Fünf-Wandlungsphasen-Theorie darin, klinische Prozesse und Beziehungen zu beschreiben und den begrifflichen Rahmen für die angemessene Behandlung zu schaffen. Andererseits ist die Fünf-Wandlungsphasen-Zuordnung auch eine Hilfe zur Erkennung, Einschätzung und Diskussion klinischer Tendenzen.

Nach der Fünf-Wandlungsphasen-Theorie kann sich die Krankheit ausweiten oder sich in eine andere Krankheit transformieren. Die Erkrankung eines Organs kann auch andere Organe in Mitleidenschaft ziehen. Zum Beispiel kann ein Lungenproblem zunächst die Folge einer Störung der Lunge selbst sein, kann aber auch in einigen Fällen durch Störungen des Herzens verursacht sein.

Ferner bestehen die Korrelationen zwischen den sieben inneren emotionalen Faktoren und den Organen «Zang-Fu». Die sieben inneren emotionalen Faktoren sind Freude, Ärger, Traurigkeit, Kummer, Schwermut, Angst und Schrecken. Diese Gefühlsfaktoren werden als «innere» Ursachen von Störungen der Organfunktionen gewertet. Nach dem System der Fünf-Wandlungsphasen ordnet man den Yin- und Yang-Organen beziehungsweise -Meridianen diese Gefühle zu. Eine Disharmonie in einem dieser Organe wird die entsprechende Emotion aus dem Gleichgewicht bringen – und umgekehrt. Oft entscheiden emotionale Faktoren über den Erfolg einer Behandlung und die Dauer der Genesung. Psychisches und physisches Leben kann man eben nicht leichtfertig trennen.

Innere emotionale Faktoren im System der fünf Wandlungsphasen			
Emotionale Faktoren	Yin-Organe	Yang-Organe	WandlungsPhasen
Zorn, Wut	Leber	Gallenblase	Holz
Erregung, Freude	Herz + Perikard	Dünndarm + SJ	Feuer
Grübeln, Sorgen	Milz-Pankreas	Magen	Erde
Traurigkeit, Depressionen	Lunge	Dickdarm	Metall
Angst, Schrecken	Niere	Blase	Wasser

Die sieben inneren emotionalen Faktoren widerspiegeln den geistigen und seelischen Zustand des Menschen, der durch verschiedene Stimulationen seiner Umwelt hervorgerufen wurde. Sie sind physiologische Phänomene und verursachen unter normalen Bedingungen keine Krankheiten. Wenn jedoch die Gefühle sehr intensiv und andauernd sind oder das Individuum auf äußere Stimulationen überempfindlich reagiert, können sie drastische und lang andauernde Gefühlsveränderungen zur Folge haben, die zu Krankheiten führen.

Krankheiten, die durch einen der sieben inneren emotionalen Faktoren verursacht werden, zeigen oft eine Dysfunktion der Organe «Zang-Fu» und eine Störung der Zirkulation des «Qi» und des «Blutes». Die verschiedenen seelischen Veränderungen verletzen entsprechend verschiedene Organe: «Zang-Fu», zum Beispiel, zuviel Wut und Zorn beeinflussen demnach die Funktion der Leber und besonders der Gallenblase, sie verletzen die Leber; übermäßige Erregung und Freude führen zu einer Disharmonie des Herzens und so zu psychischer Unausgeglichenheit, sie verletzen das Herz; zuviel Sorgen und Grübeln bringen Störungen in den Magen; zuviel Trauer und Depressionen beeinflussen demnach die Funktion der Lunge und verletzen die Lunge; Angst und Schrecken schwächen das Nierensystem und verletzen die Nieren. Klinisch manifestieren sich Störungen, die durch die sieben inneren emotionalen Faktoren verursacht werden, hauptsächlich im Herzen, in der Leber und in der Milz.

Nach der Fünf-Wandlungsphasen-Theorie wird der Lebensweise einer Person eine wichtige Rolle zugeschrieben. Das chinesische Ideal ist das Leben in Harmonie mit dem Universum, die innere und äußere Harmonie, also eine Ausgeglichenheit von «Yin» und «Yang» und damit einen gesunden Körper und eine gesunde Seele. Um dies zu erreichen, muss man eine gesunde Lebensweise pflegen, d.h. eine richtige Ernährung, ausreichend physische Aktivität und sexuelle Aktivität, Atemtechniken üben, Heilgymnastik oder Massage praktizieren usw.

Das Ziel der chinesischen Medizin ist also, den Körper in Harmonie zu halten, bei jeglicher Abweichung diese sofort auszugleichen und das Gleichgewicht wiederherzustellen. Krankheiten sind generell Abweichungen, je früher diese entdeckt werden, desto leichter und schneller kann man sie heilen.

2.
Diagnostik
in der Traditionellen Chinesischen Medizin

Krankheitsursachen – die sechs äußeren klimatischen Faktoren

Die normalen Klimaveränderungen der vier Jahreszeiten umfassen Wind, Kälte, Sommerhitze, Nässe, Trockenheit und Hitze (Feuer, milde Hitze). Diese nennt man in der chinesischen Medizin die sechs Faktoren der natürlichen Umwelt. Wenn diese Faktoren sich abrupt verändern und damit die Anpassungsfähigkeit des menschlichen Körpers überbeanspruchen, ist der Mensch in einem geschwächten Zustand anfälliger gegenüber verschiedener Krankheiten. Diese krankheitsverursachenden Faktoren befallen den menschlichen Körper von außen durch den Mund, die Nase oder die Körperoberfläche.

Wind (Feng) als Krankheitsursache herrscht im Frühling vor. Wenn er den menschlichen Körper von außen angreift, meist in Verbindung mit weiteren jahreszeittypischen Faktoren wie Kälte und Feuchtigkeit, befällt er oft den oberen Teil des Körpers (das Gesicht, den Nacken, die oberen Atemwege und die Haut) und führt zu Disharmonie im Körper. Die Krankheitssymptome sind gekennzeichnet durch plötzliches Auftreten und ständigen Wechsel von Symptomen (wandernde Schmerzen, schwankendes Fieber, Schwindel, Ohrensausen, Zittern).

Die Hitze (Re) tritt in unterschiedlicher Stärke und Form auf: Hitze, Feuer, mäßige Hitze. Hitze verbraucht das «Qi» und das «Yin» des Körpers, sie führt zu Yin-Schwäche und zu Yang-Fülle. Hitzesymptome sind Schwellung, Rötung, Blutfülle und Schmerz, Temperaturanstieg (also typische Entzündungszeichen).

Feuchtigkeit (Shi) tritt hauptsächlich in der regnerischen Jahreszeit des Spätsommers auf. Die Feuchtigkeit bewirkt im Körper eine Stagnation der Lebensenergie «Qi» und als Symptom Schweregefühl, Dumpfheit und Steifigkeit. Rheuma ist eine typische Krankheit, die von dem Grad der «Feuchtigkeit» abhängt.

Kälte (Han) steht im direkten Gegensatz zur Hitze und ist somit der Yin-Polarität zugeordnet und entspricht dem Winter. In jeder Jahreszeit können jedoch Kälteeinflüsse zu Erkrankung führen, wenn die Körperharmonie gestört ist, beziehungsweise der Körper sich in einem geschwächten Zustand befindet. Die auftretenden Symptome sind Frösteln und Frieren, kalte Gliedmaßen oder kalte Körperteile, Blässe, Gänsehaut. Kälte als Yin-Symptom führt zu Yang-Schwäche. Das Fließen von «Qi» und «Blut» in den Meridianen ist verlangsamt.

Trockenheit (Zhao) tritt oft im Spätherbst wegen mangelnder Luftfeuchtigkeit auf und verbraucht einen großen Teil des Yin der Lunge. Die klinischen Befunde sind trockene, raue und rissige Haut, Trockenheit des Mundes und Nase, eine trockene und wunde Zunge, trockener Husten ohne Auswurf.

Acht diagnostische Kategorien (Ba Gang)

Die acht diagnostischen Leitkategorien sind vier Paare polarer Wertnormen, die dem Arzt eine erste allgemeine Qualifikation der Krankheitszeichen erlauben.

Yin und Yang: Eine Yin-Erkrankung (bzw. mangelndes «Yang») zeichnet sich beispielsweise durch generelle Schwäche, Lethargie, blasses Gesicht, flache Atmung, Wortkargheit oder kraftlosen Puls aus; eine Yang-Erkrankung (beziehungsweise mangelndes «Yin») hingegen ist durch ein aufgeregtes Verhalten, rotes Gesicht, tiefe Atmung, Gesprächigkeit oder schnellen, kräftigen Puls gekennzeichnet.

Innen und Außen (Li und Biao): Innenseite-Erkrankungen sind durch hohes Fieber, Schmerzen in der Brust, Stuhlverstopfung oder Durchfall gekennzeichnet; Außenseite-Erkrankungen erkennt man unter anderem an Fieber mit Frostschauern, Kopf- und Gliedschmerzen oder einem dünnen weißlichen Zungenbelag. Der Arzt muss genau erkennen, ob die Krankheit ihren Sitz noch an der Oberfläche hat oder ob sie bereits ins Innere vorgedrungen ist.

Leere und Fülle (Xu und Shi): Leere-Erkrankung bedeutet eine Erschöpfung der physiologischen Reserven, ein Mangel an «Qi»; dies zeigt sich zum Beispiel in Kurzatmigkeit, kraftloser Stimme, Appetitlosigkeit und Kraftlosigkeit. Unter Fülle-Erkrankung hingegen versteht man Überfluss an Energie und an «Qi», was sich in verspannter, harter Brust, Atembeschwerden, wirrem Reden, rotem oder weißem Stuhl oder Brechreiz bemerkbar machen kann.

Kälte und Hitze (Han und Re): Ein Patient mit Kälte-Symptomen zeichnet sich unter anderem durch klare, feuchte Augen, Wortkargheit, blasses Gesicht und blasse, feuchte Zunge, kalte Hände und Füße oder Durchfall aus. Hitze-Symptome äußern sich in lauter Stimme, gerötetem Gesicht, trockenem Zungenbelag oder Verstopfung.

Vier Untersuchungen (Si Jian)

Die Diagnostik der Chinesischen Medizin stützt sich weitgehend auf vier Verfahrensweisen:

Betrachten (Wang): Bei der Diagnose durch Betrachten (Wang) werden alle pathologischen Veränderungen ermittelt, die der Arzt mit den Augen erkennen kann. Die wohl wichtigste Untersuchung hier ist die Zungendiagnose. Es werden aber auch weitere Merkmale am Kopf (Mund, Rachen, Ohren, Nase, Augen, Zähne), an den Händen, den Gliedmaßen sowie an der Haut registriert. Ferner spielt die Beurteilung der Gesamterscheinung, der Bewegungen und die visuelle Untersuchung der Ausscheidungen eine Rolle.

Hören bzw. Riechen (Wen): Die Diagnose durch Gehör und Geruch dient der diagnostischen Bewertung von Stimme und Sprache. Der Arzt beurteilt den Klang von Husten und Atmung, die Geräusche von Schluckauf und Rülpsen, Würgen und Erbrechen. Die Geruchsdiagnose erstreckt sich auf den Geruch von Schweiß, Mundgeruch und Geruch der Ausscheidungen.

Erfragen (Wen): Ergänzt wird die Wahrnehmung des Arztes durch eine umfangreiche diagnostische Befragung des Patienten. Dadurch werden Beschwerden wie Mangel an Appetit, Störungen von Verdauung oder Schlaf, nachlassendes Gehör, Gewohnheiten des Patienten und seiner Umwelt usw. festgestellt. Auch die Schmerzen lässt der Arzt von den Patienten genau beschreiben.

Tastung (Qie): Die Diagnose durch Tastung, also die Pulsdiagnose und die Tastung der Reizpunkte, in die Akupunkturnadeln gestochen werden sollen, steht zwar am Ende einer Untersuchung, doch ist sie ohne Zweifel das wichtigste diagnostische Verfahren der Chinesischen Medizin überhaupt.

Dem Puls kommt eine Schlüsselrolle zu, denn er ist im Gegensatz zur diagnostischen Befragung vom Patienten nicht manipulierbar. Pulsbefunde sind absolut objektiv und präzise und stellen eine ähnliche Bedeutung für die Chinesische Medizin dar wie Labor- oder Röntgenbefunde für die westliche Medizin.

Bei der Pulsdiagnose legt der Arzt drei Finger seiner Hand entlang der Speichenschlagader am Handgelenk des Patienten auf drei bestimmte Stellen. Bei leichtem Druck auf diese Punkte werden drei verschiedene Pulsarten fühlbar, bei starkem Druck drei weitere, so dass an jedem Handgelenk insgesamt sechs verschiedene Pulsarten gemessen werden können. Jede der zwölf Pulsarten zeigt den Zustand der zwölf Funktionskreise.

Jeder Puls ist durch seine Länge, seine Breite und seine Tiefe charakterisiert. Zu diesen drei wichtigen Pulsqualitäten können noch weitere Merkmale hinzukommen: Weichheit, Härte, Rauheit, Verdrillung und Frequenz im Verhältnis zur Atemfrequenz. Ein Beispiel: Der langsame Puls liegt dann vor, wenn beim Erwachsenen weniger als vier Pulsschläge pro Atemzug gezählt werden. Ein solcher Puls ist immer ein Zeichen für Kälte.

Die Diagnostik in der Traditionellen Chinesischen Medizin beruht nicht auf einem vergleichbaren System wie dem der westlichen Anatomie. Wenn also ein Arzt für Traditionelle Chinesische Medizin von «Herz» und «Lunge» spricht, meint er nicht das Organ im anatomisch genau definierten Sinne, sondern er spricht vom Funktionskreis «Herz» oder «Lunge». Vielmehr schließt der Arzt aus der Art und Weise, wie die Stimme eines Menschen von der gewohnten Harmonie abweicht, auf Belastungen und Entgleisungen ganz bestimmter Funktionskreise beziehungsweise Energiekreisläufe. Eine weinerliche Stimme beispielsweise zeigt an, dass der Patient möglicherweise an einer Labilität des Funktionskreises «Lunge» leidet. Wenn der Arzt nun zusätzlich noch den Geruch nach rohem Fleisch oder Fisch beim Patienten wahrnimmt, kann er schon sehr gezielt seine Diagnose auf den Funktionskreis «Lunge» konzentrieren. Stimmen dann zusätzlich noch Pulsbild und andere Zeichen überein, so kann er bereits eine zutreffende Diagnose erstellen aufgrund der vorliegenden Einzelbefunde. Diese werden stets im Gesamtzusammenhang aller Wirkungsbeziehungen eines Funktionskreises gesehen. Der Arzt betrachtet jeweils alle Merkmale eines Funktionskreises in ihrem Zusammenspiel

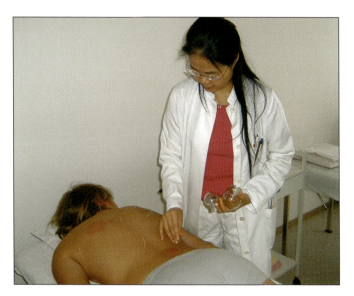

«Schröpfen»

und erhält trotz relativer Einfachheit der zugrunde liegenden Regeln äußerst differenzierte Befunde, die so exakt sein können, dass praktisch nie zwei Patienten das gleiche Krankheitsbild aufweisen müssen. Jede Diagnose ist somit hochindividuell und ganz auf die Persönlichkeit des Patienten abgestimmt.

3.
AKUPUNKTUR

Die Lehre von Meridianen (Leitbahnen) und Punkten (Reizpunkten)

Die Meridiane (Leitbahnen) stellen Kanäle und Wege dar, auf denen «Qi» und die verschiedenen Formen der physiologischen Energie zirkulieren können. Sie sind nicht mit den Blutgefäßen identisch, vielmehr bilden sie ein Netzwerk, das alle Grundsubstanzen, Organe und Funktionskreise miteinander verknüpft.

In der Theorie der Traditionellen Chinesischen Medizin gelten diese Meridiane als unsichtbar. Da das Leitbahnensystem alle Teile des Körpers vereint, stellt es die unentbehrliche Voraussetzung für die Erhaltung harmonischen Gleichgewichts dar, d.h., wenn Störungen innerhalb eines Meridians auftreten, dann kommt es zu einer Disharmonie entlang dieses Meridians. Es kann zum Beispiel zu einer Stauung des «Qi» kommen, was dann einen pathologischen Prozess zur Folge hat. Dieser wiederum kann durch die Behandlung über die Reizpunkte, die an den Meridianen liegen, reguliert werden.

Die Meridiane verbinden das Innere des Körpers mit dem Äußeren, was der Akupunkturtheorie als Grundlage dient. Eine Behandlung an der Körperoberfläche gelegenen Punkten wirkt sich auf das Körperinnere aus. Auf diese Weise kann die Aktivität der Substanzen, die sich in den Meridianen bewegen, beeinflusst werden. Es ist obligatorisch für jeden chinesischen Arzt, das Leitbahnensystem vollständig zu kennen.

Insgesamt unterscheidet man: 12 Hauptleitbahnen, 12 Leitbahnzweige, 8 unpaarige Leitbahnen und 15 Netzbahnen. Zu jedem der 12 Funktionskreise gibt es eine dazugehörige Hauptleitbahn, die auch die Verbindung zwischen dem Organ «Zang-Fu» bildet. Jedes Yin-Organ besitzt ein komplementäres Yang-Organ; ferner beginnt jede Hauptleitbahn in einem Reizpunkt und endet in einem anderen Reizpunkt. Über den Verlauf der Bahnen lässt sich sagen, dass die Hauptleitbahnen der Yin-Organe an der Innenseite der oberen und unteren Extremitäten verlaufen, wo hingegen die der Yang-Organe an der Außenseite lokalisiert sind.

Die Leitbahnzweige sind Abzweigungen von den Hauptleitbahnen und verlaufen entlang den Gelenken der Extremitäten. Die unpaarigen Leitbahnen haben keinen eigenen Reizpunkt und sind auch an kein bestimmtes Organ angeschlossen. Sie spielen die Rolle eines Ausgleichsreservoirs und nehmen überschüssige Energie auf, beziehungsweise geben diese ab.

Die Netzbahnen sind feine Verzweigungen, die von den Foramina der Hauptleitbahnen ausgehen. Die Netzbahnzweige sind ebenfalls kleine Verzweigungen, die die Haut, die Knochen und das Muskelfleisch mit Energie versorgen.

Die Muskelbahnen stehen mit den Hauptleitbahnen in Verbindung, jedoch verlaufen sie an der Körperoberfläche und berühren kein Organ. Ihre Funktion ist die Koordination von Muskeln und Gelenken.

Punkte (Reizpunkte): Nach der chinesischen Medizintheorie sind diese Reizpunkte Durchtrittsöffnungen für die im Körper zirkulierende Energie. Sie ermöglichen die Einflussnahme auf die Leitbahnen, die Funktionskreise und den Energiefluss im Körper, indem man sie durch Nadelung (Akupunktur), Moxibustion oder auch nur durch Massage behandelt.Auf jedem der 12 Hauptmeridiane sind jeweils fünf Punkte besonders ausgezeichnet, die man die fünf Induktoren nennt. Der Unterschied zu den anderen Reizpunkten besteht in ihren Entsprechungen zu den fünf Wandlungsphasen. Jeder Hauptmeridian hat demnach je einen speziellen Reizpunkt, der durch die Wandlungsphase Holz, Feuer, Metall oder Wasser qualifiziert ist. Dies ermöglicht es dem Therapeuten, die Regeln der fünf Wandlungsphasen auch auf die Reizpunkte anzuwenden.

Die klassische Theorie beschreibt 365 Akupunkturpunkte. Schließt man verschiedene zusätzliche bekannte Punkte ein sowie die neuen Punkte der Ohrakupunktur und andere moderne Methoden, kommt man auf eine Gesamtsumme von mindestens 2000 Punkten.

Akupunktur-Therapie

Die Akupunktur ist eine Yang-Therapie, eine Therapie, die von außen nach innen verläuft, um körperliche Disharmonien auszugleichen. Es ist eine Behandlung der an der Oberfläche gelegenen Reizpunkte, die sich auf das Innere des Körpers, auf die Meridiane und Funktionskreise auswirken sollte. Durch die Reizung bestimmter Punkte kann man den Energiefluss im Körper beeinflussen, das «Qi» aus den Meridianen wird abgeleitet, umgeleitet und in Strömungen zerteilt.

Ein Arzt muss daher nicht nur die Eigenschaften jedes Reizpunktes kennen, sondern auch seine Funktion und die Wirkung auf Disharmonien wissen. Ferner ist es wichtig, die Reizpunkte so zu kombinieren, um ein bestimmtes Disharmoniemuster zu vermeiden, da bereits ein überflüssiger Punkt womöglich die Wirkung der Behandlung wieder abschwächen könnte.

Die genaue Lage der Punkte wird von den chinesischen Akupunkteuren mittels zwei sicheren Verfahren bestimmt: erstens durch die Palpation mit dem Finger, zweitens durch die Verwendung natürlicher Proportionen. Wenn der Arzt den Linien der Meridiane, deren Lage er aus Akupunkturatlanten entnehmen kann, entlang tastet, spürt er es, sobald er einen Punkt erreicht hat. Sehr viele Punkte lassen sich als nachgiebige Vertiefungen oder seltener als Verhärtungen tastend wahrnehmen, insbesondere dann, wenn eine Disharmonie in den Meridianen vorliegt. Außerdem spiegeln sich Störungen in erhöhter Druckempfindlichkeit entsprechender Reizpunkte. Diejenigen Punkte, die nicht mittels Tastgefühl lokalisiert werden können, werden entsprechend den Körperproportionen durch Messung der tastbaren Knochenvorsprünge geortet.

Generell werden die Punkte selten einzeln gestochen, im Normalfall wird eine Kombination von Punkten ausgewählt. Eine typische Behandlung bringt etwa fünf bis fünfzehn Nadeln zum Einsatz. Heutzutage werden sie aus Edelstahl gefertigt, sind haarfein und bereiten relativ geringe Schmerzen beim Einstechen. Die Nadel wird entweder mit einem zügigen Schub eingestochen oder langsam drehend vorgeschoben, je nach therapeutischer Absicht. Wenn der Stich kurz und rasch erfolgt, wirkt er tonisierend und schwach reizend. Intermittierend gestochen, verursacht es einen sedierenden, starken Reiz. Wie tief die Nadeln gestochen werden sollen, hängt vom jeweiligen Punkt ab. An den Fingern zum Beispiel werden sie nur 1–2 mm tief gesetzt, am Gesäß bis zu 10 cm.

Bei optimaler Einstichtiefe können synästhetische Empfindungen auftreten. Man spricht dann vom «angetroffenen Qi» oder vom «Deqi»-Gefühl. Der behandelte Patient kann ebenfalls Wärmegefühl, Taubheitsgefühl in den Gliedern oder einen bitteren oder sauren Geschmack im Mund verspüren. Dieses teils angenehme, teils unangenehme Gefühl verschwindet dann mit der Zeit.

Das Fazit: Der Kernpunkt beziehungsweise der Ausgangspunkt der ganzen Theorie der Traditionellen Chinesischen Medizin ist die Vereinigung von Mensch und Umwelt als ein Ganzes, d.h. die Vereinbarkeit zwischen Natur und Mensch: der Mensch ist nicht Mittelpunkt aller Dinge, sondern die Natur. Deshalb kann der Mensch nur im Einklang mit der Natur leben und nicht gegen sie. Ferner ist der menschliche Körper selbst ein System, das nur als ein Ganzes funktionieren kann. Diese einfache Erkenntnis ist die

Theorie, worauf alle anderen Theorien wie die Yin-Yang-Theorie, Fünf-Wandlungsphasen-Theorie, usw. basieren. Um erfolgreich die Theorie in Praxis umzusetzen, muss man dieses Harmonieprinzip verstanden haben.

Literaturverzeichnis

Bachmann G.: Leitfaden der Akupunktur, Ulm, Haug 1961

Croizer RC.: Traditional Medicine in Modern China. Cambridge: Harvard University Press 1968

Kaptchuk T.: Das große Buch der chinesischen Medizin, Bern, München, Wien: Barth 1990

Koch H. P., Kupka S.: Traditionelle Chinesische Medizin, Stuttgart, Schattauer 1996

Kubiena G, Meng A.: Handbuch der Akupunktur, Wien, München, Zürich: Orac 1991

Li Ming: Chinesische Medizin, Nanjing: Nanjing 1969

Ma Shaowen: Theorie und Praxis der chinesischen Medizin, Wuhan: Hubei 1987

Palos I.: Chinesische Heilkunst. Bern, München, Wien: Barth 1984

Porkert M.: Lehrbuch der chinesischen Diagnostik. Heidelberg: Verlag für Medizin, E. Fischer 1978

Porkert M.: Die chinesische Medizin. Düsseldorf: Econ 1986

Stux G., Stiller N., Pomeranz B.: Akupunktur, Lehrbuch und Atlas, Berlin, Heidelberg, Springer 1989

Unschuld PU.: Medizin in China. München: Beck 1980

Wancura I.: Praxis und Theorie der neuen chinesischen Akupunktur. Wien, München, Bern: Maudrich 1989

Zhang Yi: Lehrbuch der chinesischen Medizin, Beijing: Medical 1998

Johannes Kainberger

Qi Gong – der Weg für ein gesundes und langes Leben

«Kommt allen Pflichten fröhlich und friedlich nach. Dann werdet Ihr hinter Eurem eigenen Herzschlag den Pulsschlag göttlichen Friedens fühlen» Paramahansa Yogananda

Das Thema Qi Gong ist ein das ganze Leben lang, also von der Kindheit bis ins Alter, bereichernder Beitrag. Denn Qi Gong auszuüben heißt auch, es zu leben. Qi Gong kennt kein Alter. Es kann im Gehen, Stehen, Sitzen und Liegen praktiziert werden. Man kennt die Bilder aus China oder hat es auch schon selbst auf Reisen gesehen, wo frühmorgens im Park von Menschen aller Altersgruppen Qi Gong-Bewegungen ausgeführt werden. Die einzelnen Übungen haben das Ziel, den Menschen mit der Natur und seinem Umfeld, oder wie die Chinesen es formulieren, mit Himmel und Erde, in Einklang zu bringen. Es gilt der Grundsatz, den Körper, die Atmung, sowie Herz und Geist zu harmonisieren.

Wie bekannt ist, können starke Emotionen auf längere Sicht ein Kranksein hervorrufen. Dabei stagniert der Energiefluss, die Körperabwehr wird geschwächt. Dies trifft besonders auf den älter werdenden Menschen zu: Es ist beunruhigend zu fühlen, dass der sonst so verlässliche Körper ernstlich versagt, besonders geistiges Versagen erschreckt. In einer solchen Situation ist die Angst für den einzelnen Menschen sehr bedrohlich. Angst erzeugt Stress: Man atmet flach, Beklemmungen im Brustbereich treten auf, es entsteht eine sogenannte «Entwurzelung». Man kommt aus dem inneren Gleichgewicht. Der Mensch ist in seinem Befinden in Disharmonie und Disharmonie kann unter anderem auch einen Heilungsprozess behindern.

Johannes Kainberger

Untersuchungen an Qi Gong-Übenden haben gegenüber nicht Qi Gong-Praktizierenden ergeben, dass im EEG (Gehirnstrommessung) viele Alpha-Wellen mit einer niedrigen Frequenz aufscheinen. Das ist jener Bereich, bei dem sich der Organismus besonders gut erholt. Des Weiteren konnte eine gute Synchronisation zwischen den verschiedenen Gehirnbereichen aufgezeigt werden. Es wurde festgestellt, dass nicht nur die Funktion des Gehirns stark gefördert wird, sondern dass es auch in der Atmung eine Veränderung gibt und der gesamte Körper mit der Zeit geschmeidiger und beweglicher wird. Man kann Energieübungen zu jeder Tageszeit praktizieren, wenngleich sich dafür der frühe Morgen besonders eignet. Wichtig dabei, dass man ganz bei der Sache ist und die Form wahrt. Mit den Gedanken bei der Sache sein und nicht schon am Anfang an das Ende bzw. an das nächste Ereignis denken. Menschen im Westen neigen zu Ungeduld. Des Weiteren sollte man nicht zu verbissen üben. Harmonie schließt Extreme aus. Ein Zuviel an Disziplin und Korrektheit erzeugt Zwang, und so soll es nicht sein, sondern von allem etwas. Im Qi Gong herrscht das Prinzip der Polarität, das «sowohl als auch». Also Spannung und Entspannung. Wer konstant praktizieren möchte, sollte Qi Gong bei einem ausgebildeten, qualifizierten Lehrer erlernen. Die regelmäßige Energiearbeit ist eine Reise in ein inneres, unbekanntes Gebiet. Diese Reise benötigt anfangs eine Begleitung. Vor allem das Üben in der Gruppe bietet die Möglichkeit, Erfahrungen auszutauschen. Des Weiteren entsteht in der Gruppe ein Energiefeld, von dem jeder mitgetragen wird. Auch ist es wichtig, zu Beginn die korrekt ausgeführten Bewegungen zu erlernen.

Ursprung und Geschichte des Qi Gong

So wie die chinesische Kultur die älteste Menschheitsgeschichte darstellt, hat auch die Medizin in China eine für den Westen oft unfassbare Tradition. Die Ursprünge des Qi Gong, das neben der Akupunktur, der Arzneimitteltherapie mit Kräutern, der Tuina Massage so wie der Diätetik einen wesentlichen Bestandteil der Traditionellen Chinesischen Medizin darstellt, sind in der prähistorischen Zeit zu suchen. Man entdeckte bereits vor beinahe

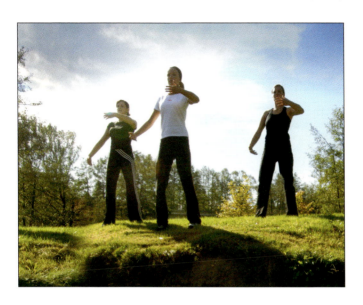

10000 Jahren, dass der «Große Tanz» ein traditioneller Stammestanz verschiedenen körperlichen Beschwerden entgegenwirken konnte, ja sogar therapeutischen Nutzen hatte. Männer, die regelmäßig an diesem Tanz teilnahmen, waren widerstandsfähiger, gesünder und erfolgreicher im Kampf. Durch das Nachahmen von Tierbewegungen (Springen, Kämpfen, Fliegen, ...) und bewusste Steuerung des Atems, konnte bereits damals Energie gezielt gesteuert werden und man entdeckte auch, dass durch das Ausrufen von verschiedenen Lauten Körperkraft, Kondition und Ausdauer, aber auch Schmerzzustände verändert werden konnten. Die im heutigen China allgemein bekannten und gültigen Naturgesetze und Phänomene fanden ihren Ursprung bereits in der frühen Zeit. Erste dokumentierte Qi Gong-Übungen finden sich bereits in der Zeit 2700–2500 v. Chr.. Der eigentliche Vater des Qi Gong dürfte jedoch nach Überlieferungen der Gelbe Kaiser Huang Di (2600 v. Chr.) gewesen sein, der als Begründer der chinesischen Kaiserdynastie gilt. Huang Di praktizierte gemeinsam mit seinem Leibarzt Qi Gong-Übungen mit meditativem Charakter, bei denen die Atmung und die innere Alchemie eine wichtige Rolle spielten. Diese ältesten und bekanntesten Hinweise auf chinesische Körper-

Johannes Kainberger

und Heilübungen finden sich in dem Werk «Nei Jing». Zur gleichen Zeit wurde das Konzept von Yin und Yang und das der drei grundlegenden Elemente zur Erlangung eines gesunden, langen Lebens aufgestellt: «Ying» (Lebensessenz), «Qi» (Lebensenergie) und «Shen» (Lebensgeist). Ausgrabungen in Changshen, Human-Provinz in China, geben Aufschluss darüber, dass es bereits 200 n. Chr. während der Han-Dynastie Lehrmaterialien über die danach gängige Qi Gong Praxis gab.

Huo Tuo, dem bedeutendsten und bekanntesten Chirurg der damaligen Zeit wird ein auch heute noch sehr bekannter therapeutischer Übungszyklus (Das Spiel der fünf Tiere) zugeschrieben. In der Zeit zwischen 520–550 n. Chr. erreichte Boddhidharma, der 28. Patriach des Buddhismus, China. Er begründete in den Jahren seines Wirkens im Shaolin Kloster den Grundstein für das harte Qi Gong, das sich seither immer mehr mit dem taoistischen Qi Gong vermischt hat. Sinn der Shaolin Übungen war und ist bis heute die Vermittlung von mentaler und körperlicher Stärke, Harmonie und Gesundheit. Während der Zeit der Ming-Dynastie (1368–1644 n. Chr.) und der Qing-Dynastie (1644–1911 n. Chr.) erfreute sich das Qi Gong in ganz China größter Beliebtheit. Während der Zeit der Kulturrevolution (1966–1967) mussten viele Qi Gong Meister unter dem Druck der Verfolgung ins Ausland fliehen oder wurden inhaftiert. Seit dem Ende der Kulturrevolution erlebt die chinesische Medizin wieder ein immer stärkeres Aufsteigen und einen immer größeren Zulauf, auch bei denen, die für die Niederlage der Kulturrevolution verantwortlich waren.

Begriffsdefinition Qi Gong und physiologische Urfunktion des Qi

Qi steht als chinesischer Terminus für sehr viele Begriffe, die sich jedoch inhaltlich alle wieder auf die Bedeutung «Energie» reduzieren lassen. Qi wird übersetzt mit Luft, Atem, Gas, Vitalität, ...

In der TCM (Traditionellen Chinesischen Medizin) steht Qi immer für Aktivität und Vitalität des Organismus, also für Lebenskraft und Lebensenergie. Meist jedoch, vor allem in alten Werken über Qi Gong, wird Qi mit der Energie aus der Luft

Qi Gong

aufgenommen, über die Atmung gleichgesetzt, da das «Luft-Qi» (Kong Qi) unser Hauptenergieträger ist. Mit Qi wird aber auch der Stoff bezeichnet, aus dem das ganze Universum besteht, es ist somit Baustein jeglicher Substanz. Die physikalisch erklärbare Masse Körper ist eine Verdichtung des Qi. Die Quantenphysik hat bestätigt, dass Atome und Moleküle aus nichts anderem bestehen als aus einer Ansammlung von verschiedener Energie in Form von Schwingungen, die nach einem bestimmten Muster organisiert sind. Qi ist die Urenergie, aus der alle Materie besteht. Qi ist verantwortlich für alle Aktivitäten in der Natur, sowohl im Makro- als auch im Mikrokosmos. Entstehen, wachsen, reifen, zerfallen und vergehen, alles geschieht basierend auf Qi. Qi ist aber auch die einzigartige Lebenskraft auf den drei Ebenen des menschlichen Daseins – des *körperlichen*, des *energetischen* und des *geistigen*. Qi ist als unsichtbare Grundlage für alle sichtbaren Funktionsabläufe verantwortlich. Zellteilung, Stoffwechsel, Verdauung, Immunsystem und letztendlich die gesamte Gesundheit funktionieren nur mit ausreichender Energie. «Qi ist so klein, dass es nicht teilbar ist und keinen Inhalt mehr hat und auch so groß, dass es keine Grenze hat» (chinesisches Sprichwort).

«Gong» hat ebenso viele Bedeutungen, wie z.B. Arbeit, Verdienst, Mühe, Übung, Leistung oder Erfolg. Gong bedeutet aber auch eine fixe Übungsanleitung, um Qi richtig aufzunehmen und man versteht auch darunter die Zeit, in der man das macht. Der Begriff Qi Gong ist so umfassend und auch schwer erklärbar wie das Wort Kunst. Kaum läßt sich die Zahl der Qi Gong Übungen schätzen, so wie keiner die Zahl der Kunstwerke, die bis heute geschaffen worden sind, nennen kann. So wie Kunst im Auge des Betrachters mannigfaltig in Erscheinung treten kann, so können wir Qi Gong als eine Unzahl über viele Jahrhunderte gesammelter und weiterentwickelter subjektiver Körperwahrnehmungen sehen. Grundsätzlich unterscheidet man im Qi Gong 5 wesentliche Schulen:

- die taoistische Schule
- die konfuzianische Schule
- die buddhistische Schule
- die medizinische Schule
- die Schule der Kampfkünste

Johannes Kainberger

Fünf physiologische Urfunktionen des Qi Gong

Wachstum, Entwicklung, Triebkraft, Aufrechterhaltung der Organaktivitäten, Regulation des Blutflusses: Ist das Qi zu schwach, ist der menschliche Körper nicht in der Lage, angemessen zu wachsen und zu reifen, oder er altert vorzeitig. Auch die Organe werden geschwächt, Körperflüssigkeiten werden nicht ausreichend produziert, sie fließen langsamer oder bleiben stehen und es bilden sich Krankheiten.

Wärmequelle, Regelung der Körperflüssigkeiten durch richtige Konsistenz: Kann das Qi seine Aufgabe nicht richtig erfüllen, sinkt die Körpertemperatur. Körperteile, meist die Extremitäten, werden kälter und empfindlicher. Körperflüssigkeiten fließen langsamer, Symptome wie Verkühlung treten hervor.

Abwehrkraft, Selbstheilung: Ist das Qi geschwächt, ist die Abwehrkraft nicht ausreichend. Man wird anfällig und braucht länger, um wieder gesund zu werden.

Stabilisierung der Körperflüssigkeiten und Pflege: Ist Qi nicht in ausreichender Menge vorhanden, so kann Blut aus den Gefäßen austreten, man schwitzt grundlos, verliert Urin, Speichel und Magensaft.

Verwandeln, Umwandlung von Nahrung und Flüssigkeit, Aufrechterhaltung des Stoffwechsels: Funktioniert die Qi-Aufnahme nicht, werden Nahrungsaufnahme, Stoffwechsel, Verdauung und Ausscheidung beeinträchtigt, es können Krankheiten entstehen.

Für alle fünf Funktionen ist ein harmonisches Gleichgewicht an Qi lebensnotwendig, sein Fehlen verursacht Krankheiten.

Grundlagen

A) Selbstständiges Training:
Qi Gong lebt vom Willen des Patienten, regelmäßig üben zu wollen. Bisher verborgene Potentiale werden mobilisiert, indem der Praktizierende mit Hilfe von Übungen lernt, seinen Geist zu beruhigen, seine Atmung bewusst zu regulieren und seine Körperposition, sei es im Stehen, Sitzen oder Liegen, wenn notwendig,

immer wieder zu korrigieren. Durch regelmäßiges Üben verbessern sich biologische und physiologische wie auch psychologische Funktionen des Körpers. Auch die Immunabwehr wird deutlich gesteigert. Wichtig ist dabei die Kenntnis um die besten Übungszeiten, Übungsmethoden und die theoretischen Grundkenntnisse des Qi Gong. Notwendig ist jedoch, dass die Übungsabläufe von einem befähigten Qi Gong Lehrer oder Therapeuten erlernt und kontrolliert werden.

B) Methodenvielfalt:
Es gibt die Möglichkeit, Qi Gong im Stehen, Sitzen, Liegen oder auch im Gehen zu praktizieren. Grundsätzlich unterscheidet man zwei verschiedene Formen des Qi Gong: Übungen in Bewegung (dinggong) – auch Aktives Qi Gong genannt und Übungen in Ruhe (jinggong) auch Meditatives Qi Gong. Übungen in Bewegung erkennt man daran, dass sich die Gliedmaßen nach einer gewissen Übungsvorgabe planmäßig bewegen. Zu den Grundprinzipien aller Bewegungsformen gehören die Weichheit, Langsamkeit und Geschwindigkeit der Bewegung, die Balance in den verschiedenen Körperhaltungen und ein gleichmäßiger Rhythmus bei der Synchronisierung von Bewegung und Atem. Die Absicht der Bewegungsformen ist es, den Körper weich, elastisch und beweglich zu erhalten, die Blut- und Energiezirkulation zu fördern und die nach außen sichtbare Bewegung der Gliedmaßen mit dem inneren Energiefluss in Einklang zu bringen. Bei der meditativen Form gibt es keine nach Außen gerichtete Bewegung, vielmehr konzentriert sich der Übende ausschließlich auf die Innere Bewegung des Qi im Körper. Anstatt sich wie bei der Bewegungsform, auf die Übereinstimmung von Atem und Körper zu konzentrieren, richtet man hier die Konzentration auf die Synchronisierung von Atem und Geist. Die jeweilige Übungsform wird vom Zustand und der Art der Erkrankung des Patienten abhängig gemacht.

C) Anpassung an die Gegebenheiten der Natur:
Die Traditionelle Chinesische Medizin (TCM) versucht bei allen Behandlungs- und Therapieformen sich an die Gegebenheiten und Wandlungsphasen der Natur anzupassen. Ein altes chinesisches Sprichwort besagt: «Himmel (tien), Erde (di) und Mensch (ren) haben jeweils drei Schätze: für den Himmel gibt es Sonne,

Johannes Kainberger

Mond und Sterne; für die Erde Wasser, Feuer und Wind und für den Menschen Lebens-Essenz (jing), Lebens-Energie (Qi) und Geist (Shen). Mit Hilfe der Übungen aus dem Qi Gong soll es gelingen, sich den Schätzen der Natur zu bedienen und so auch seine eigenen drei Schätze Essenz, Energie und Geist zu stärken. In der taoistischen Philosophie werden Himmel, Erde und Menschheit als die drei Kräfte bezeichnet. Zwischen der kosmischen Macht des «tien» und der Kräfte von «di» spielen sich Gestaltwerdung und Wirken der Menschheit ab, der Mensch wird «vom Himmel oben und von der Erde unten unterstützt» und das menschliche Leben gedeiht in dem Ausmaß, wie es sich mit der Urenergie des Universums und den Erscheinungsbildern der Natur, die es formen, in Einklang bringt. Alles auf unserer Erde und im ganzen Kosmos, vom einzelnen Atom bis hin zur grenzenlosen Galaxie und von einfachsten Zellen bis hin zu komplexen Organismen, arbeitet nach natürlichen Rhythmen und Zyklen, die durch die universellen Gesetze der Energie festgelegt werden. Diese ureigensten Naturgesetze und die von ihnen bestimmten zyklischen Umwandlungen und biologischen Rhythmen des Lebens bezeichnet man als das Tao, den «Weg» des Kosmos oder den «Weg» des Lebens. Eine chinesische Weisheit besagt, dass derjenige lange lebt, der sein Leben nach dem Tao ausrichtet. Wer sich jedoch dagegen wendet, der geht zugrunde.

D) Methodenwahl durch Syndrom-Differenzierung:

Die Übungs- und Methodenauswahl erfolgt unter Miteinbeziehung und Berücksichtigung des Geschlechts des Patienten, des Alters, der Konstitution der Übenden sowie des Schweregrades der Erkrankung. Auftretende Schmerzen und Beschwerden werden außerdem in ihrem kausalen Zusammenhang mit ihrer Entstehung und ihrem Auftreten genauer untersucht und ganzheitlich behandelt.

E) Herstellen des Yin-Yang Gleichgewichts – Herstellen der inneren Harmonie:

Wie bereits festgestellt, gibt es Wechselwirkungen zwischen verschiedensten fluktuierenden Prozessen und Qi ist sowohl kleinste Größe dieser subtilen Ordnung als auch Antrieb und Impuls der unsere Welt zum Fließen bringt, eine Art Grundelement. Innerhalb dieses Prozesses sahen die Chinesen zwei grundsätzliche polare Ausrichtungen: ein von Yin und Yang dynamisches gesteuertes «Wirken». Yin als Ausdruck einer Grunddynamik, die allen strukturbildenden, verdichtenden und absteigenden Prozessen zugrunde liegt. Yang als Ausdruck einer Grunddynamik, die in allen aufsteigenden, fluktuierenden und sich ausdehnenden Prozessen ihren Ursprung hat. Zwei Partner, die sich ergänzen, miteinander spielen und nur eines nicht können – alleine sein.

Existiert Licht nur, weil man die Dunkelheit kennt, kann auch Yin nur im Verhältnis zu seinem Partner in Erscheinung treten und sich zeigen. Jeder Prozess des Wachstums, was immer da auch wächst, wäre ein Ausdruck der Yang-Dynamik. Jeder Prozess, der abbaut oder verdichtet, wäre ein Yin-Prozess. So ist der Herbst mehr Yin, im Gegensatz zur yanghaften Zeit des Frühlings. In Überlieferungen finden sich Übersetzungen und klare Definitionen für Yin und Yang: So steht Yin als Symbol für die beschattete Nordseite eines Berges, Yang symbolisiert die sonnenbeschienene Seite. Das Grundprinzip der Traditionellen Chinesischen Medizin basiert auf der Theorie, dass Yin und Yang-Energie im Körper gleichmäßig verteilt und frei fließend vorhanden sein soll. Deshalb ist es ein oberstes Ziel des Qi Gong, ein harmonisches Fließgleichgewicht im Körper herbeizuführen. Dies soll gelingen durch:
– die bewusste Lenkung des Geistes
– die Regulierung des Atems
– die richtige Körperhaltung
– die richtige Übungsauswahl

Die bewusste Lenkung des Geistes: «Der Geist lenkt die Energie». Dies ist eine der wichtigsten Lehrsätze der chinesischen Alchemie. Daher ist es von größter Bedeutung, sich beim Üben auf die inneren Vorgänge zu konzentrieren, anstatt sich von äußeren Reizen ablenken zu lassen. Die Beseitigung aller Probleme des Alltags, emotionale Ruhe und Gelassenheit sind die Voraussetzung für Erfolg beim Üben.
Die Regulierung des Atems: «Jeder Mensch sollte es sich zum Ziel machen, so ruhig zu atmen, dass seine Ohren weder das Geräusch des Einatmens noch des Ausatmens hören.» Dieser Forderung von Hung Ko, einem Alchemisten und Dichter aus dem

4. Jhdt. n. Chr. bringt das richtige Atmen auf den Punkt: Weich, langsam, gleichmäßig und ohne Kraft und Mühe sollte das Atmen erfolgen.

Die richtige Körperhaltung: «Ist die Haltung nicht richtig, fließt die Energie nicht gleichmäßig. Wenn die Energie nicht gleichmäßig ist, ist der Geist nicht beständig», so eine chinesische Weisheit. Die richtige Körperhaltung – ob im Stehen, Sitzen oder Liegen – ist von größter Bedeutung für das Spüren von Spannung und Entspannung und somit Voraussetzung für die Aktivierung des Qi-Flusses.

Die richtige Übungsauswahl: Statische und dynamische Übungsformen werden je nach Form und Schwere der Erkrankung eingesetzt.

F) Durchgängigmachen der Meridiane zur Eliminierung pathogener Faktoren

Meridiane oder Qi-Laufbahnen (Mai) sind die Leitbahnen der im Körper zirkulierenden Energie. Akupunktur– und Akupressurpunkte sind wie Haltestellen oder Kreuzungspunkte auf der «Meridian-Straßenkarte» verteilt. Das Qi durchfließt den menschlichen Körper ca. 50-mal/Tag, sagt die TCM. Das Qi bewegt sich dabei nicht wie ein Nervenimpuls, sondern breitet sich langsam im Körper aus. Der freie Energiefluss ist abhängig vom Muskeltonus, ist diese Grundspannung hoch, kommt es zu Blockaden und die Energie kann sich nicht frei bewegen, es kommt zu Qi-Stauungen und dadurch mitunter zu Durchblutungsstörungen in den Extremitäten. Gleich wichtig ist aber auch die Durchlässigkeit der Bänder, Sehnen und des Bindegewebes. Mit sanften Dehnübungen und Mobilisierungsübungen kann der freie Fluss des Qi gefördert werden. Auch meditative Übungen wie «Der kleine und große himmlische Kreislauf» können die Durchlässigkeit der Meridiane unterstützen.

Forschungsergebnisse über die Qi Gong Therapie
Funktioniert es wirklich? Der empirische Beweis.

In der TCM werden sowohl körperliche als auch geistige Krankheiten als Unausgeglichenheit in der lebenswichtigen Energie des

Menschen zur Diagnose gebracht und behandelt. Jack Schwartz beschreibt in «Human Energie Systems» Krankheit als eine stagnierende Energie, die nicht umgewandelt werden kann. Qi Gong wird als Energiearbeit seit Jahrtausenden eingesetzt, um Krankheiten zu verhüten, zu behandeln und zu heilen. Die neueste Entwicklung der westlichen Medizin ist die sogenannte «Energiemedizin». Aus zahlreichen Untersuchungen in China und Amerika geht hervor, dass Qi Gong die elementare Therapie zur Verhütung und Heilung von Krankheiten ist. Als Heilmittel dient die kostenlose Energie des Universums und die Belieferung mit der Arznei erfolgt durch den menschlichen Geist. Qi Gong Meister in China benutzen seit Jahrtausenden den menschlichen Geist, um die Energie zu beherrschen. Eine chinesische Weisheit lautet: «Der Geist lenkt und beherrscht die Energie, das Blut wird dort hingeleitet, wo die Energie hinfließt.»

Der taoistische Heiler und Qi Gong Meister Shih-Chien-Wu schrieb vor 400 Jahren: «Energie ist eine Medizin, die das Leben verlängert. Der menschliche Geist ist der Aspekt des ursprünglichen Geistes, der die Energie beherrscht. Wenn man lernen kann, den menschlichen Geist einzusetzen, um die Energie zu beherrschen, kann man ein Zauberer werden.» Bis vor kurzem galten Qi Gong Meister und Heiler als Ketzer und Hexenmeister, da man ihre Gabe und ihr Können, Energie zu lenken und zu übertragen, nicht wirklich erklären konnte. In Anbetracht vieler unwiderlegbarer wissenschaftlicher Beweise blicken Ärzte und Wissenschafter genauer und unvoreingenommener auf das Heilen mit Qi Gong. Anstelle von Ketzern und Hexenmeistern sehen sie jetzt Helfer dort, wo sie früher Zauberei vermuteten, sehen sie jetzt Wissenschaft.

Die Schulmedizin versuchte jahrhundertelang, Krankheiten als gestörte Funktionskreisläufe einzelner Organsysteme zu beschreiben und setzte Impfungen, chemische Zusatzstoffe zur Nahrungsverbesserung und in großen Mengen Penicillin und Kortison ein. Doch in letzter Zeit beginnt die Schulmedizin umzudenken. Man begreift, dass der Angriff die beste Verteidigung und Vorbeugung gegen akute Krankheiten, gegen die Entwicklung von chronischen Leiden, degenerativen Zivilisationskrankheiten und gegen die Gefahr, die erhöhter Stress in sich birgt, ist. Nicht zu vergessen sind die schädlichen Faktoren der Energieverschmutzung, die Strahlung von elektrischen Geräten, von Hochspannungsleitungen, von Computern, Handymasten, ...

Auf welche Weise kann nun Qi Gong die Gesundheit schützen und das Leben verlängern?

Auswirkungen auf das Gefäßsystem des Herzens und den Blutdruck

Qi Gong bewirkt eine drastische Verbesserung der Blutzirkulation, besonders positiv wirkt sich die Mikrozirkulation im Gehirn, in den Extremitäten und in den tiefen Geweben lebenswichtiger Organe aus. Außerdem entlastet es das Herz und stärkt das Zwerchfell, das als «zweites Herz» den Kreislauf unterstützt, so dass sich der Herzmuskel weniger abnützt.

In einer experimentellen Studie wurde deutlich, dass die Resorptionsrate von isotopem Phosphor in den Kapillaren des Gefäßsystems nach erfolgter Qi Gong Praxis deutlich erhöht ist, was einen klaren Hinweis darauf gibt, dass Qi Gong Übungen tatsächlich zu einer erhöhten Permeabilität des peripheren Gefäßsystems führen[1]. Diese Erkenntnis lässt sich anhand von gesteigertem Wärmegefühl in den Extremitäten, leichter Rötung von Armen und Beinen sowie verstärkter Schweißabsonderung bei Übenden leicht nachvollziehen. Außerdem stärkt Qi Gong den Herzmuskel, lässt die Herzfrequenz in Ruhe sinken, was wiederum auf Erkrankungen wie Vorhofflattern oder Kammertachykardien einen positiven Einfluss haben kann. Durch die entspannte körperliche und geistige Haltung und der tiefen Bauchatmung weiten sich auch die Blutgefäße, sodass der Blutdurchfluss weniger behindert wird und somit der Blutdruck gesenkt werden kann.

Bei Ultraschalluntersuchungen von 40 Patienten stellte man fest, dass die Qi Gong Patienten stärkere Herzmuskeln hatten und eine bessere Funktion der linken Herzkammer.

In ihrem Endbericht «Effects of Qigong on Preventing Stroke and Alleviating the Multiple Cerebro-Cardiovascular Risk Factors – A Follow-Up Report on 242 Hypertensive Cases for 30 Years» stellen Ärzte und Wissenschafter fest: «Aufgrund unserer abgeschlossenen und der noch laufenden Untersuchungen sind wir der Meinung, dass Qi Gong eine wichtige Rolle für die Selbstregulierung des Körpers und für die Verminderung der multiplen Gehirn- und Herzgefäß-Risikofaktoren spielt»[2].

Die vorliegenden Ergebnisse werden unter anderem von der Xiamen-Universität in der chinesischen Provinz Fujian durch eine 6-jährige Testserie mit 204 Hypertonie-Patienten bestätigt[3]. In der Testphase stellte man fest, dass eine rein medikamentöse Behandlung um 19% weniger erfolgreich war als in Kombination mit Qi Gong. Die Qi Gong-Übungsgruppe hatte generell einen stabileren Blutdruck und wies eine Sterblichkeitsrate von 17,31% auf. In der Kontrollgruppe lag die Sterblichkeitsrate bei 32%. Bereits nach sechsmonatiger Übungszeit zeigte sich, dass die Patienten, die unterstützend Qi Gong praktizierten, eine geringere Neigung zu krankhafter Thrombose aufwiesen und die HDL Werte einen deutlich höheren Spiegel aufwiesen.

Aufgrund der Tatsache, dass HDL (high density lipoprotein)-Cholesterin den Abtransport von LDL (low density lipoprotein)-Cholesterin unterstützt, vermindert ein hoher HDL-Spiegel das Risiko von verschiedenen Herzerkrankungen.

Auswirkungen auf den Kreislauf

Qi Gong erhöht, wie bereits festgestellt, auch deutlich die Blutmengen, die ins Gehirn, in die Hände und Füße sowie in sämtliche Kapillargefäße des gesamten Körpers strömen. Ein stabiler Kreislauf ist Voraussetzung für die gesamte Gehirnfunktion. Auch wenn das Gehirn nur zwei Prozent des Gesamtkörpergewichts ausmacht, so verbraucht es dennoch über 20% des zur Verfügung stehenden Sauerstoffs. Psychische Instabilität, Migräne oder mangelnde Konzentration sowie anfallsartige Leiden sind vielfach das Resultat einer Sauerstoffunterversorgung des Gehirns. Die gesteigerte Sauerstoffversorgung des Gehirns durch Qi Gong Übungen kann daher auch in direktem Zusammenhang mit besserer Gedächtnisleistung und verzögerter Vergreisung alter Menschen gebracht werden. Gehirnzellen sterben vermutlich langsamer ab, wenn sie mit ausreichend Sauerstoff versorgt werden.

Johannes Kainberger

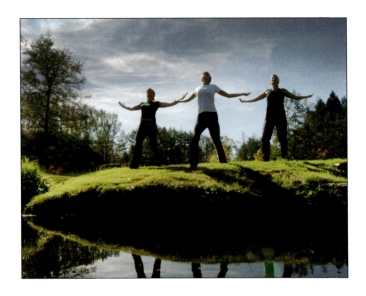

Eine wissenschaftliche Methode zur Feststellung, welcher Einfluss Qi Gong auf die periphere Blutzirkulation hat, bietet die Messung des Blutvolumens mit dem photoelektrischen Ohrläppchen-Sphygmographen (Pulsschreiber), der einen gebündelten Lichtstrahl durch das Ohrläppchen schickt. Unterschiedlich starke Blutvolumen zeichnen sich durch eine veränderte Licht-Dämpfung ab. Starke Dämpfung, ein Zeichen erhöhten Blutvolumens, manifestiert sich als erweiterte Amplitude auf dem Pulsschreiber.

Der Ohrläppchen-Sphygmograph wurde in bedeutenden Laboratorien Chinas zu Forschungszwecken eingesetzt: An der Pekinger Universität für Luft- und Raumfahrt, am Krankenhaus für Gynäkologie- und Geburtshilfe in Nantong und am weltwissenschaftlichen Forschungsinstitut in Nantong[4].

Das Gerät maß den peripheren Blutstrom während des normalen Sitzens und während der Qi Gong-Meditation bei 48 entspannt sitzenden Qi Gong Probanden. Der Sphygmograph zeigte eine vergrößerte Amplitude (durchschnittlich um 30%) während der Qi Gong-Meditation, verglichen mit den Werten beim normalen Sitzen. Bei 8 Personen vergrößerte sich die Amplitude sogar um 100%, was mit der Tiefe des eingetretenen Qi Gong-Meditationszustandes zu tun hatte.

Bei ähnlichen Untersuchungen wurde der Blutstrom in den Fingern gemessen. Mit Hilfe eines lasergesteuerten Mikrozirkulations-Blutdruckmessers zeigten Wissenschafter die deutliche Zunahme während der Qi Gong Meditation auf. Auch ein unmittelbarer Zusammenhang zwischen Blutzirkulation und Dauer einer Intensität des Qi Gong-Trainings konnte dokumentiert werden[5].

Auswirkungen auf den Verdauungsapparat

Es gibt eine Vielzahl von verifizierbaren Ergebnissen für die verdauungsfördernde Wirkung von Qi Gong. Bei Qi Gong-Praktizierenden kommt es zu einer vermehrten Produktion von Verdauungssekreten. Schon 15-minütiges Üben bewirkt einen deutlichen Anstieg von Pepsin, das eines der wichtigsten Verdauungsenzyme im Magen ist. Es erhöht aber auch die Verdauungsenzyme im Speichel, die antibakterielle Eigenschaften besitzen. Lysozym, so der Name einer dieser Enzyme, hat so großen gesundheitsfördernden Wert, dass die TCM den Speichel sogar als «süßer Tau» oder auch «Jadeflüssigkeit» bezeichnet. Außerdem gleicht Qi Gong den pH-Wert der Verdauungssäfte aus und wirkt so der Übersäuerung des Verdauungsapparates entgegen.

Die sanfte Bauchatmung, die während dem Qi Gong-Üben praktiziert wird, wirkt sich als sanfte Massage auf die Eingeweide aus. Qi Gong Meister und Wissenschafter Dr. Jiao Guorui ist der Überzeugung, dass sich eine schwache Peristaltik verbessert und krankhafte Kontraktionen abgeschwächt werden können. Diese Wirkungsweise wurde in einer Vielzahl von Studien eindrucksvoll belegt. Dr. Zhai Limbing berichtet folgendes über den positiven Nutzen von Qi Gong bei der Behandlung von 1278 Geschwür-Patienten[6]:

«Von 190 Magengeschwür-Patienten wurden 154 gesund, bei 34 verbesserte sich der Zustand, bei 2 Patienten griff die Therapie nicht. Von den 955 Zwölffingerdarmgeschwür-Patienten wurden 742 geheilt, 202 machten Fortschritte, 11 Patienten sprachen nicht an. Hochgerechnet auf die ganze Gruppe: Heilung 77,4%, Zustandsverbesserung 20,9%, kein Heilerfolg 1,7%. Bei 175 unter Langzeit-Beobachtung stehenden Patienten trat die Krankheit in 59 Fällen wieder auf. Darunter waren 2 Patienten, die dem Qi

Gong treu geblieben waren, 3 Patienten, die hin und wieder übten und 54 Patienten, die Qi Gong ganz aufgegeben hatten.

Diese Untersuchungen zeigen deutlich, dass Qi Gong kein Wundermittel mit Depotwirkung ist und es notwendig ist, stetig zu üben, um das Wiederauftreten von Krankheit zu verhindern. Einige chinesische Krankenhäuser berichten über noch viel höhere Heilungsraten bei Geschwür-Patienten: Arbeiter-Sanatorium (Provinz Zhenjiang 91,1%, Krankenhaus der Volksbefreiungsarmee Nr. 31 96,99%)[7].»

Auswirkungen auf den Säure-Basen-Haushalt

Bei der Vorbeugung gegen Krankheiten muss der PH-Wert im Blut, in den Verdauungssäften und in anderen Körperflüssigkeiten ausgeglichen sein. Ist der PH-Wert ständig zu hoch, dann ist der Körper chronisch übersäuert, man spricht von Azidose. Azidosen sind heute Mithauptverursacher vieler degenerativer Erkrankungen. Ursache dafür sind die heute üblichen Nahrungsmittel wie Fleisch, Milchprodukte, raffinierte Stärke und Zucker. Aber auch Stress produziert überschüssige Säure und leitet diese in Blut und Muskeln. Die Tiefenatmung bei Qi Gong kann den PH-Wert im Blut ausgleichen, indem immer genug Sauerstoff im Blut vorhanden ist. Übersäuerung und Sauerstoffmangel machen das Gewebe für Krebs anfällig. Qi Gong dient also auch der Vorbeugung gegen Krebs. Der gelenkte Atem ist die beste Methode, um die Abwehrkraft der Organe zu erhöhen.

Der französische Arzt Dr. Walter Michel beschreibt die positive Wirkung des tiefen Atems (Zwerchfellatmung) für die Gesundheitsvorsorge folgendermaßen: «Jede organische oder funktionelle Störung, die zu einer Krankheit führt, reagiert auf den Einfluss der gelenkten Atmung – auch wenn nicht immer sofort die Heilung erfolgt. Der gelenkte Atem ist die hervorragendste Methode, die wir kennen, um die Abwehrkraft der Organe zu erhöhen. (...) Es gibt immer eine natürliche Immunität, die auf das Gleichgewicht der Ionen im Blut zurückgeführt wird und die von der Atmung abhängt. (...) Sie verleiht dem Säure-Basen-Gleichgewicht ein Gleichgewicht, das mit jedem Atemzug erneuert wird.»

Auswirkungen auf das Gehirn – Körper und Geisteszustand

Eindeutige Beweise für die positive Wirkung des Qi Gong auf das Gehirn lieferten Versuche mit Äußerer Qi-Heilung. Man geht heute davon aus, dass ausgesandtes Qi (fa-qi) gleichermaßen auf die Nervenzellen wirkt wie das Praktizieren des selbstheilenden Qi Gong. In einer Studie am Pekinger Institut für TCM stellten Wissenschafter fest, dass Äußeres Qi die Nervenzellen vor Zerstörung durch freie Radikale schützen kann, jene hyperaktiven Moleküle, die aggressiv an Zellen andocken und ihre natürliche Struktur zerstören[8].

Die Wissenschafter setzten zwei Gruppen kultivierter Ratten-Neuronen zerstörerisch freier Hydroxid-Radikale aus. Eine Gruppe wurde von einem Heiler mit Äußerem-Qi behandelt, die andere nicht. Die behandelten Zellen waren dennoch weniger degeneriert bzw. in ihrer Struktur verändert als die anderen. Die Wissenschafter schlossen aus den Experimenten, dass ausgesandtes Qi gleichsam wie Antioxidantien (wie Vitamin C oder E) wirken kann und Nervenzellen vor der Zerstörung bewahrt[9].

Als man am gleichen Institut in Peking 158 Zerebral-Arteriosklerose Patienten in einen rund dreimonatigen Qi Gong Kurs vor allem mit Qi Gong-Atemtechniken behandelte, maß man bei 19% der Erkrankten mit dysfunktionalen Hirnströmen wieder normale Werte. Eine Studie am Shanghaier Institut für Hypertonie zeigte, dass beeinträchtigte Gehirnfunktionen, hervorgerufen durch längerzeitige Hypertoniezustände und somit verminderter Sauerstoffzufuhr im Gehirn, wirkungsvoll mit gezielter Qi Gong-Therapie behandelt werden können[10].

Das Qi Gong EEG

In den 80-iger Jahren untersuchten chinesische Wissenschafter verstärkt die auftretenden Gehirnwellen bei Qi Gong-Übenden. Mit Hilfe des Elektroenzephalogramms (EEG) konnte nachgewiesen werden, dass die Struktur der Aktionsströme im Gehirn bei Qi Gong-Übenden eine besondere Amplitude und eine besondere Lokalisation sowie einen besonderen Kohärenzgrad aufwies.

Grundsätzlich unterteilt man die Gehirnzellen in vier verschiedene Wellentypen. Der Frequenzradius wird dabei in Hertz (Hz) gemessen oder eingeteilt nach dem Rhythmus pro Sekunde. In der elektrischen Gehirntätigkeit eines Menschen finden sich, abhängig vom Lebensalter, von der psychischen und physischen Situation und vor allem vom Schlaf oder Wachzustand variierende Wellenmuster.

Delta-Wellen (5–4 Hz) überwiegen bei Jugendlichen und bei Erwachsenen im Tiefschlaf. Theta-Wellen sind im Halbschlaf nachzuweisen. Auch sehr geübte Qi Gong-Praktizierende können im völligen Wachzustand durch Loslassen von Emotionen und Körper die Theta-Wellen produzieren.

Die dritte Kategorie heißt Alpha-Wellen (8–13 Hz). Die meisten Menschen können gezielt diese Wellenlänge begünstigen, in dem sie die Augen schließen und sich entspannen. Die schnellsten Gehirnwellen sind die Beta-Wellen (13–26 Hz), sie kennzeichnen den Wachzustand, in dem sich ein gesunder Erwachsener tagsüber befindet. Der Zustand des Überwiegens von Beta Wellen wird euphemistisch «Aufmerksamkeit» genannt. Qi Gong unterstützt nun das Gehirn, von einer Wellentype auf eine andere umzuschalten. Es werden beim Üben hauptsächlich Alpha-Wellen mit großer Amplitude gemessen, was nicht heißt, dass die Gehirnzellenfrequenz erhöht wird, sondern lediglich, dass mehr Hirngewebe zu gleicher Zeit harmonisch zusammenwirkt und eine größere elektrische Ladung entsteht. Die Absicht der Qi-Fokussierung stimuliert speziell die linke Gehirnhälfte, die sämtliche kognitiven Fähigkeiten steuert. Die rechte Gehirnhälfte wird durch Qi Gong- Meditation stimuliert. Dabei wird die Konzentration nicht auf einen bestimmten Gegenstand oder Körperzustand, sondern auf die Erfahrung des autonomen Seins gelenkt. Dadurch wird über die rechte Gehirnhälfte wieder das intuitive Handeln und das Bewusstsein für Zusammenhänge gefördert [11].

Messungen ergaben, dass durch Qi Gong-Übungen auch die Produktion von Theta-Wellen verstärkt wird, jedoch nicht im gleichen Ausmaß wie die Alpha-Wellen. Alpha- und Theta-Wellen, die sich vornehmlich auf den vorderen Bereich des Gehirns konzentrieren, bewirken einen ruhigen Sprechfluss und die Konzentration auf Ganzheitserfahrungen, in denen Subjekt und Objekt eins zu werden scheinen. Ein weiterer Test am Institut für Qi Gong

Wissenschaften der Pekinger Hochschule für TCM ergab eine verbreitete Gehirnwellenfrequenz bei Übenden[12].

Das heißt, das Zusammenspiel der in verschiedenen Gehirnteilen produzierten Frequenzen wird harmonisiert. Bei dieser Studie ließ man 32 Studenten ein Jahr lang täglich 40 Minuten Qi Gong im Stehen, in meditativer Haltung praktizieren. Sowohl vor Beginn des Tests als auch nach sechs Monaten und nach einem Jahr zeigte sich deutlich ein signifikanter Anstieg der Kohärenz zwischen beiden Hälften im Stirn-, Hinterhauptbein- und Schläfenbeinbereich. Die Gehirnwellen führen bei Übenden zu einem angenehmen, subjektiv ruhigen und ausgeglichenem Gefühl, kognitive und kreativ/intuitive Bewusstseinszustände kommunizieren miteinander wieder besser.

Auswirkungen auf das Immunsystem

Qi Gong erreicht nicht nur eine Verbesserung der cerebralen Funktionen, sondern stärkt auch die Widerstandskraft. Natürliche Heilmechanismen, bekannt aus der Psychoneuroimmunologie, werden durch positiven Austausch zwischen dem Nervensystem und dem endokrinen System angeregt. Die Aktivität der weißen Blutkörperchen wird gesteigert, indem es das Knochenmark anregt. Auch die phägozytäre «fressende Aktivität» der Abwehrzellen im Blut wird erhöht. Blutuntersuchungen bei Qi Gong-Übenden haben gezeigt, dass die Produktion der T-Zellen in der Thymusdrüse erhöht wird. T-Zellen sind wie Eckpfeiler eines Immunsystems, sind diese Zellen im Blutserum verschwunden, so ist das einer der wichtigsten Hinweise auf Aids. Außerdem regt Qi Gong die Ausschüttung der Hypophyse, der Nebennieren und anderer wichtiger Drüsen an und sorgt so für Ausgeglichenheit im gesamten endokrinen System. Eine Untersuchung in China zeigte auf, dass schon 30 Minuten Qi Gong zu einem starken Anstieg von roten Blutkörperchen führt. Dadurch wird die Fähigkeit des Blutes verstärkt, Sauerstoff zu transportieren und an die Zellen abzugeben. Die Folge davon ist, dass die Immunreaktion deutlich verbessert wird. Qi Gong hemmt auch die Adrenalin- und die Kortisolsekretion. Diese Hormone werden bei Stress, großer Erregung und Hyperaktivität durch Aktivierung des Symphatikusnervs ausgeschüttet. Diese Hormone sind wohl bekannt für ihre immunsuppressive Wirkung. Auch die westliche Medizin sieht in chronischem Stress den Hauptverursacher von Immunschwäche. Aber auch bei Arthritis hat sich Qi Gong sehr bewährt, da die körpereigene Steroidproduktion verstärkt und aktiviert wird. Synthetische Steroide, mit denen die westliche Schulmedizin Arthritis behandelt hat, haben oftmals gefährliche Nebenwirkungen, dazu gehört auch die Unterdrückung der natürlichen Immunreaktion. Durch die sanften rhythmischen Bewegungen des Qi Gong werden steife Gelenke geschmiert und gelockert.

Neben seinem positiven Einfluss auf die Biochemie des Körpers erhöht Qi Gong die energetische Abwehr, indem es den menschlichen Körper mit einer Schutzenergie (Wei Qi und Fu Qi) umhüllt. Wissenschaftlich nachgewiesen konnte die Existenz dieses Kraftfelds anhand der Kirlian-Photographie werden, mit deren Hilfe die Aura photographiert wird. Auf diese Weise kann die Schutzenergie durch Helligkeit, Kraft und Feldumfang sichtbar gemacht werden.

Heilung mit Qi Gong

Der Tao-Meister Shen Chia-Shu schrieb während der Ching-Dynastie (403 vor bis 220 nach Christus) in einer Abhandlung über Qi Gong: «Atmungs- und verwandte Übungen sind als Therapie hundertmal wirksamer als jede Arznei», «Dieses Wissen ist für den Menschen unentbehrlich und jeder Arzt sollte es gründlich studieren.» Wenn man Qi Gong zu Heilzwecken verwendet, wirkt es am besten, wenn ein intensives Übungsprogramm mit einer Energietherapie kombiniert wird, bei der ein qualifizierter Qi Gong Meister Qi aussendet und überträgt. Zur Heilung von Krankheiten dienen die gleichen Übungen wie zur Vorbeugung, allerdings sollte man täglich vielmehr Zeit (mehrere Stunden) zum Üben aufwenden. Das Geheimnis der Sechs Silben ist so eine wirksame Übungsfolge, die besonders zu Heilzwecken entwickelt wurde. Im Rahmen der Bewegungsmeditation wird beim Ausatmen im Rachen eine bestimmte Silbe gehaucht, man kann dadurch die Energie zu einem bestimmten Organ leiten. Würden die Inhalte der traditionellen chinesischen Medizin und im spezi-

Qi Gong

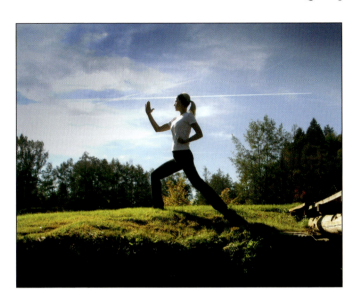

ellen die des Qi Gongs gründlicher studiert und als medizinische Therapien eingesetzt werden, käme es in kurzer Zeit zu einer deutlichen Verbesserung der öffentlichen Gesundheit, zu einer deutlichen Kostensenkung im Gesundheitswesen und die konventionelle Pharmaindustrie würde wahrscheinlich auf einen kleinen Teil ihrer momentanen Größe zusammenschrumpfen. Dies ist mit ein Grund, warum die Pharmaindustrie, die heute mächtiger denn je ist, versucht, einen Deckmantel des Schweigens über die Erfolge des Qi Gong zu hüllen. Doch wenn der begonnene Trend anhält und sich die Wissenschaft und somit auch die westliche Schulmedizin intensiver mit Qi Gong auseinandersetzt, ist es nur eine Frage der Zeit, wann Behandlungen mit Qi Gong von öffentlichen Versicherungsanstalten übernommen und forciert werden.

Ausgesandtes Qi (fa-chi)

Dieser Aspekt der heilenden Energie erregt heutzutage großes allgemeines und wissenschaftliches Interesse. Wenn nur die Hälfte der Heilungen, die in China angeblich mit ausgesandtem Qi erzielt wurden, tatsächlich stattgefunden hat – und alles scheint darauf hinzudeuten –, dann ist die Heilung mit ausgesandtem Qi, zusammen mit intensiver eigener Übung des Patienten, die größte Revolution in der Geschichte der Medizin. Viele westliche Ärzte betrachten solche Heilungen weiterhin mit Skepsis; diejenigen aber, die sich die Zeit nehmen und sich die Mühe machen, nach China zu reisen, sich diese Methode mit eigenen Augen anzusehen und mit den beteiligten Patienten und Therapeuten zu sprechen, kehren mit völlig veränderten Ansichten über menschliche Gesundheit und Heilung in den Westen zurück.

Die Ironie besteht darin, dass Qi Gong die erste Heilmethode überhaupt auf der Welt war, über die man berichtete. Fünftausend Jahre später erkennen Heiler und Patienten, nachdem sie mit praktisch jeder denkbaren Form von Kräutern, Drogen, chemischen Patentrezepten, Aderlass, Operation, Bestrahlung und anderen Techniken experimentiert haben, dass das Problem nicht in Bakterien, physischen Symptomen und anderen äußeren Krankheitsfaktoren und die Lösung nicht in dem chemisch und technisch orientiertem Krieg, den die moderne Medizin im Kampf mit der Krankheit gegen den Körper führt, zu suchen ist. Stattdessen sind die Ursachen für Krankheiten im unsichtbaren Muster des menschlichen Energiesystems zu finden und beseitigen kann man sie, indem man das natürliche Gleichgewicht der inneren Energien wiederherstellt.

In China hat man an Qi Gong Meistern, die die Fähigkeit haben, heilendes Qi auszusenden, ausführliche wissenschaftliche Untersuchungen durchgeführt. Einmal hat man mit technischen Mitteln (Instrumenten, die Energieschwingungen messen können) gezeigt, dass dieser Heiler aus den lao-gung-Punkten in ihren Handflächen einen Energiestrahl aussenden, dessen Fähigkeiten und durchdringende Kräfte denen der Laserstrahlen ähneln. Diese Strahlen können Holz, Leder und Metall mehrere Zentimeter tief durchdringen. Die gleichen Forschungen zeigten, dass die Energiefeldmuster eines Patienten sich bei der Bestrahlung mit Qi den Mustern des Heilers angleichen. Mit anderen Worten, der Heiler lässt seine Energie in das System des Patienten einfließen. Dabei werden alle Disharmonien, Abweichungen, Mängel und sonstige Anomalien im Energiemuster des Patienten sogleich korrigiert. Das ist wissenschaftlich erklärbar, denn es ist eine wohlbekannte physikalische Tatsache, dass ein Feld mit hoher Energie einem Feld mit niedriger Energie stets Muster einprägt. Dieser Effekt kann auch erzielt werden, wenn der Patient selbst Qi Gong Übungen durchführt: Wenn das menschliche System sich auf das Energiefeld der Erde einstellt, das immer vollkommen ausgeglichen ist, wird über das Qi Gong die Kraft der Erde in den Menschen eingeleitet, und so werden ganz von selbst alle Ecken und Kanten abgeschliffen, alle Mängel behoben, alle Disharmonien korrigiert und alle anomalen Muster im Energiesystem des Übenden normalisiert. Wenn Qi ausgesandt wird, legt sich das ausgeglichene Muster des kraftvollen Energiefeldes des Heilers über das schwache, unausgeglichene System des Patienten, bringt es sofort ins Gleichgewicht und lädt es wieder auf. Dabei verschwinden alle Probleme, die als Ergebnis des energetischen Ungleichgewichts im Körper des Patienten entstanden sind und der normale Gesundheitszustand wird auf natürliche Weise wiederhergestellt.

Die Untersuchungen haben außerdem gezeigt, dass ausgesandtes Qi Bakterien töten kann, die gegen Medikamente resistent geworden sind, wie Staphylokokken und gefährliche Viren, wie die Hepatitis B-Viren. Das geschah aber nur, wenn man dem Heiler vorher gesagt hatte, dass darin der Zweck der Behandlung bestand, so dass er das ausgesandte Qi bewusst in «Killer-Qi» umwandeln konnte. Hier finden wir wieder die wissenschaftliche Bestätigung eines alten Axioms der inneren Alchemie: «Der Geist lenkt die Energie.» Das heißt, dass die Energie, die der Heiler aussendet, genau die heilende Funktion ausübt, die er ihr geistig eingeprägt hat. Ausgesandtes Qi überträgt also sowohl Heilkraft, als auch Heilinformation vom Heiler auf den Patienten. Es heilt den Patienten genau so, wie der Geist des Heilers es ihm befiehlt.

Weiterhin hat man gezeigt, dass sich die Energiereserven eines Heilers nach der Behandlung von mehreren Patienten erschöpfen. Manche Heiler übernehmen sogar körperliche Symptome, von denen sie ihre Patienten gerade befreit haben, wie gelbe Augen bei der Behandlung von Hepatitis, Durchfall nach der Behandlung von Magen-Darm-Beschwerden, Kopfschmerzen und so weiter. Manchmal strömt der Heiler nach einer Behandlung einen fauligen, sauren Geruch aus. Das zeigt, dass während der Behandlung, als die Energietore des Heilers weit geöffnet waren, ein Teil der «schmutzigen Energie» (juo-qhi) des Patienten in das Energiesystem des Heilers einsickerte. Daher ist es äußerst wichtig, dass Qi-Gong Heiler sich nach jeder Behandlung, bei der sie Qi aussenden, sorgfältig selbst reinigen. Zu diesem Zweck hat man bestimmte Atemübungen, Körperbewegungen, Visualisierungen und Übungen mit Tönen entwickelt.

Die besten Heiler lernen ausschließlich mit universeller Energie zu arbeiten. Sie lassen diese Energie durch ihr System fließen und schicken sie dem Patienten, ohne dass ihre persönliche Energie oder ihr Ego daran beteiligt ist. Bei diesen Heilern findet keine so starke Verschmutzung durch die Energien ihrer Patienten statt. Allerdings haben nur sehr wenige Meister diese Stufe erreicht, denn sie erfordert einen sehr hohen Grad an spiritueller Entwicklung und ein vollkommenes Heraushalten des eigenen Ego aus dem Heilprozess.

Heiltherapie mit ausgesandtem Qi beginnt normalerweise mit einer kurzen Diagnose seitens des Heilers. Dabei lässt er seine Hand langsam über den Körper des Patienten gleiten, ohne ihn zu berühren. So entdeckt der Heiler die Bereiche, in denen die Energie aus dem Gleichgewicht geraten, blockiert, vergiftet, oder sonst wie anomal ist. Manchmal werden auch die diagnostischen Methoden der TCM eingesetzt, zum Beispiel sieht sich der Heiler die Zunge des Patienten an, die Augen und die Haut, riecht seinen Atem und seinen Körpergeruch und tastet die Organe ab. Die besten Qi Gong Heiler können den Zustand eines Patienten jedoch fühlen, indem sie nur mit ihren sensiblen Händen über den Körper fahren. Anschließend soll der Patient sich hinlegen oder sich bequem hinsetzen, während der Heiler ihn aus einer Entfernung von fünfzehn bis 170 Zentimetern mit Energie bestrahlt. Eine Sitzung kann von zwanzig Minuten bis zu einer Stunde dauern und die Behandlung wird mehrmals pro Woche wiederholt, so lange eben, wie das Leiden es erforderlich macht.

Lassen Sie uns einige Krankheiten betrachten, die in China derzeit erfolgreich mit ausgesandtem Qi behandelt werden[13].

Beispiele von Krankheiten
die mit Qi Gong erfolgreich behandelt werden:

Parkinson, Alzheimer, Altersdemenz
1985 führte man in einem Pflegeheim in Seattle kontrollierte Untersuchungen durch, um Qi Gong als Therapie für Parkinson, Alzheimer und Altersdemenz zu testen. Dr. Effi Chow aus San Francisco, die sowohl in westlicher als auch in TCM ausgebildet ist, strahlte therapeutisches Qi aus. Der Erfolg war großartig und so überwältigend, dass das Personal des Pflegeheims zu Tränen gerührt war. In fast allen Fällen verschwanden die Symptome entweder ganz oder wurden deutlich gemildert. Viele der Patienten konnten starke Medikamente mit unangenehmen Nebenwirkungen, auf die sie seit Jahren angewiesen waren, absetzen. Das Ergebnis dieses Tests wurde einem Sonderausschuss im amerikanischen Kongress vorgelegt und urkundlich beglaubigt.

Durch die Übertragung heilender Energie auf Menschen, die unter starken Störungen der Gehirnchemie leiden, wird die Produktion lebensnotwendiger Neurochemikalien wie Dopamin angeregt. Der Mangel an Dopamin steht nicht nur im Zusammenhang mit Parkinson, sondern mit vielen anderen Gehirnkrankheiten. Eine sehr interessante Entdeckung machte man bei dieser Untersuchung bezüglich des EEGs älterer Patienten, die mit ausgesandtem Qi behandelt wurden. Sie wiesen die gleichen Hirnströme wie die von Kindern auf – ein deutlicher Hinweis, dass eine echte verjüngende Wirkung stattgefunden hat. Qi Gong könnte somit die Erklärung für das hohe Alter vieler Chinesen sein, für die das tägliche Üben als Jungbrunnen gilt.

Lähmung, Schlaganfall
Auch hier wirkt ausgesandtes Qi wahre Wunder. Aus Untersuchungen geht hervor, dass durch Schlaganfall gelähmte Patienten, die mehrere Jahre lang von der Schulmedizin auf konventionelle Weise therapiert worden waren, mit ausgesandtem Qi sich wieder frei bewegen konnten. Ähnliche Ergebnisse gab es auch bei Kindern mit partieller Lähmung und Gliederdeformation nach cerebraler Kinderlähmung. Dr. Effi Chow behandelte in ihrem Institut einen 8-jährigen durch Kinderlähmung ans Bett gefesselten Jun-

gen namens Eric. 75 Fachleute aus dem Westen, darunter renommierte Ärzte und Wissenschaftler waren Zeugen, als der Junge in der Lage war, innerhalb von 20 Minuten seine vorher gelähmten Gliedmaßen zu bewegen, ein Bein zu strecken, mit dem er noch nie einen normalen Schritt gemacht hatte und allein, wenn gleich auch etwas wackelig, durch den Raum zu gehen. Trotz zahlloser ähnlicher Ergebnisse wird Qi Gong in westlichen Ländern kaum oder gar nicht als Therapie für derartige Krankheiten anerkannt.

Aids

Eine der ersten Wirkungen, die man nach der Behandlung mit ausgesandtem Qi beobachten kann, ist eine unmittelbare Stärkung der Immunreaktion. Wenn durch Qi Gong die innere Energie wieder ins Gleichgewicht gebracht wird, werden die angeborenen, natürlichen Heilkräfte, die auf das Nervensystem und das endokrine System wirken, aktiviert und erhalten. Denn zwischen Neurotransmittern und verschiedenen Hormonen wird ein positiver Austauschzyklus geschaffen. Blutuntersuchungen bei Qi Gong Übenden zeigten, dass die Werte von T-Zellen, weißen Blutkörperchen und anderen Immunfaktoren bereits nach einer Übungsstunde deutlich erhöht waren. Wenn ein Aidspatient mit Qi Gong behandelt werden soll, ist es wichtig, damit zu beginnen, bevor er toxische Medikamente einnimmt. Leider konzentriert man sich heute ganz und gar auf die Hypothese, dass HIV-Aids nur mit Chemikalien bekämpft werden kann, sodass man die Ergebnisse der Qi Gong Therapie bei dieser Krankheit nicht berücksichtigt. Dennoch ist es Tatsache, und es gibt dafür genug Beweise, dass Qi Gong die Immunreaktion deutlich verstärkt.

Krebs

Auf diesem Gebiet erzielt das ausgesandte Qi die spektakulärsten Wirkungen. Zu den regulären Qi Gong Übungen gibt es auch Übungsfolgen, die speziell für die Heilung bestimmter Krankheiten entwickelt wurden. In China gibt es eine eigene Forschungsgesellschaft, die diese Form des Qi Gong (Guo Ling Qi Gong) untersucht und sie an Krebspatienten in ganz China weiter vermittelt. Die Überlebensrate ist bewiesenermaßen viel höher als bei modernen Behandlungen wie Chemotherapie und Bestrahlung. Diese zerstört praktisch das menschliche Immunsystem, schädigt die

Leber, verursacht Verdauungsstörungen und schwächt das ganze System. Die Qi Gong Therapie dagegen löst nicht nur die Tumore auf, sondern stärkt auch das Immunsystem wieder, harmonisiert das Blut, versorgt den ganzen Körper mit Sauerstoff und erhöht die Vitalität. Wie Qi Gong Krebs heilt, ist noch nicht völlig erforscht, aber sehr wahrscheinlich besteht ein Zusammenhang zwischen Sauerstoffversorgung und dem alkalischen Milieu. Wenn das Gewebe, in dem ein Tumor wächst, mit Sauerstoff gesättigt und alkalisch gehalten werden kann, schrumpft der Krebs und löst sich auf. Auch die drastisch verbesserte Mikrozirkulation sowie die Stärkung der bioelektrischen Ströme in den Körperzellen dürfte eine wesentliche Rolle bei der Krebsbekämpfung spielen. Ein Körper, der sich im Gleichgewicht und Harmonie befindet, hat die Chance, nicht an Krebs zu erkranken.

Solche oder ähnliche Ergebnisse und Berichte gibt es aus vielen Krankenhäusern in China, Amerika und Europa. Alle Patienten, die zusätzlich die Möglichkeit für eine weitere Qi Gong Therapie bekamen, zeigten ähnliche Ergebnisse[14].

Der überzeugendste empirische Beweis für die immunstärkende Wirkung von Qi Gong kommt aus der Krebstherapie. Zum einen lindert Qi Gong die Nebenwirkungen einer medikamentösen Standardtherapie und zum anderen werden verschiedene Übungen häufig auch als Primärtherapie bei inoperablen und weit fortgeschrittenen bzw. schulmedizinisch nicht mehr behandelbarem Krebs verordnet.

Eine sehr bekannte Studie wurde von Sun Qiushi und Zhai Li am Kurangan-Men-Krankenhaus in Peking durchgeführt. Die Ärzte verglichen die klassisch medikamentöse Standardtherapie mit einer Kombinationsbehandlung, bestehend aus Medikamenten und Qi Gong.

129 Patienten wurde in 2 Gruppen geteilt, 97 waren in der Kombinationstherapiegruppe und 30 Patienten in der Kontrollgruppe. Bei allen Probanden wurden Tumore im fortgeschrittenen Stadium festgestellt. Alle Patienten erhielten annähernd die gleichen Medikamente in gleicher Dosierung. Mitglieder der Qi Gong Kombinationstherapiegruppe übten über einen Zeitraum von ca. 3 Monate täglich ca. 2 Stunden lang. Bei der Auswertung der Untersuchungsergebnisse fanden die Wissenschafter erstaunliche Ergebnisse:

Johannes Kainberger

Qi Gong Therapie bei Krebspatienten im fortgeschrittenem Stadium:
Kombination aus Medikamenten und Qi Gong, sowie allein medikamentöse Therapie

Messwerte	Qi Gong-Gruppe	Kontroll-Gruppe
Normalisierte Leberfunktion	20,62 %	6,67 %
Normalisierte Erythrozyten-Sedimentation *	23,71 %	10%
Phagozytose-Wert **	12,31 % Zunahme	7,87 % Abnahme
Wiedergewonnene Kraft	81,7 %	10 %
Größerer Appetit	63 %	10 %
Kein unregelmäßiger Stuhlgang	33,3 %	6 %

* Erythrozyten-Sedimentation: Wichtige Messgröße für die Immunfunktion, Geschwindigkeit, mit der rote Blutkörperchen sich in der Blutprobe senken.

** Die Wissenschafter maßen, mit welcher Geschwindigkeit die Makrophagen, die Immunzellen, eingedrungene Fremdorganismen wie Bakterien und Krebszellen angreifen und unschädlich machen.

Qi Gong im Klinikalltag

Interview mit Liu Yafei

Die «Medizinische Qi Gong Klinik der Provinz Hebei» ist das einzige staatlich anerkannte Krankenhaus in der VR China, in dem Qi Gong die vorrangige Behandlungsmethode darstellt. Anlässlich eines Seminaraufenthalts in Deutschland befragte Uwe Eichhorn deren Vizedirektorin Liu Yafei über die Arbeitsweise der Klinik und die derzeitige Situation. Da die PatientInnen den Aufenthalt in der Klinik inzwischen überwiegend selbst bezahlen müssen, hat sich die durchschnittliche Behandlungszeit von 100 Tagen auf etwa 30 Tage verkürzt und es werden zusätzlich zu den täglich mindestens fünf Stunden Qi Gong andere Methoden der Traditionellen Chinesischen Medizin eingesetzt, um die Heilung zu beschleunigen.

Frau Liu Yafei, in welchem Jahr wurde die Klinik in Beidaihe gegründet?
Die Klinik wurde 1956 gegründet. Damals hieß sie noch Beidaihe Qi Gong Sanatorium. Im Jahr 1987 wurde sie umbenannt in Qi Gong-Rehabilitationsklinik der Provinz Hebei VR China. Seit 2001 heißt sie «Medizinische Qi Gong Klinik der Provinz Hebei».
Wie groß ist die Aufnahmekapazität der Klinik?
Derzeit stehen circa 800 Betten zur Verfügung. Ein Teil davon ist für PatientInnen mit längerem Aufenthalt vorgesehen. Ein anderer Teil ist für ausländische und inländische Reisegruppen gedacht, die bei uns eine Aus- oder Weiterbildung absolvieren. Für Seminare und Sitzungen wird ebenfalls ein Teil der Betten in Anspruch genommen. In der Hochsaison kann die Kapazität auf insgesamt 1200 Betten gesteigert werden.
Auf Grund welcher Empfehlungen und woher kommen die PatientInnen zu Ihnen an die Klinik?
Die PatientInnen kommen aufgrund verschiedener Empfehlungen zu uns. Einige werden von ihren ÄrztInnen oder von Krankenhäusern zu uns geschickt, andere kommen auf Grund von Mundpropaganda. In der Klinik wurde Qi Gong schon sehr früh therapeutisch eingesetzt. Die Klinik genießt einen

guten Ruf und hat einen hohen Bekanntheitsgrad in China. Zurzeit ist die Klinik die einzige Institution in der Volksrepublik, deren Schwerpunkt die therapeutische Anwendung von Qi Gong ist. Unsere PatientInnen kommen aus allen Provinzen der Volksrepublik, um sich in der Klinik behandeln zu lassen.

Gibt es in China nur eine Institution, die sich therapeutisch mit Qi Gong beschäftigt?

Ja, denn diese Klinik ist die einzige, die sich mit der Qi Gong-Therapie befasst und zusätzlich von der chinesischen Regierung anerkannt ist. Es gibt natürlich auch andere Institutionen wie zum Beispiel die Xiyuan Klinik in Beijing, das Beijinger Institut für Traditionelle Chinesische Medizin sowie das chinesisch japanische Freundschaftskrankenhaus, die Qi Gong als Teil einer Therapie anwenden. Bei diesen Institutionen ist die therapeutische Anwendung von Qi Gong aber nur als begleitende Maßnahme des Behandlungsprogramms anzusehen.

Sollen die PatientInnen ihre bisherigen Unterlagen beziehungsweise Diagnosen bei Ihnen vorlegen?

Bevor die PatientInnen an unserer Klinik aufgenommen werden, sollten sie sich prinzipiell einer umfangreichen Untersuchung unterziehen, damit wir ein aktuelles Zustandsbild erhalten. Jedoch gibt es auch Ausnahmen. Denn manche haben bereits unzählige Ärzte und Krankenhäuser aufgesucht und mehrmalige leidvolle Untersuchungen wie etwa Magenspiegelungen durchgemacht, bevor sie zu uns als letzte Hoffnung kommen. Deshalb wollen manche PatientInnen solche unangenehmen Untersuchungen nicht wiederholen. In solchen Fällen sollen die PatientInnen nur ihre aktuellen Befunde abliefern. Nachdem sie bei uns aufgenommen wurden, müssen wir jedoch einige erforderliche Untersuchungen anstellen wie Gewicht bestimmen, Körpermessungen, Temperatur und Blutdruck feststellen, eine Urinprobe nehmen sowie ein Blutbild ermitteln. Danach werden die PatientInnen hauptsächlich mit Qi Gong-Therapie behandelt.

Es fängt damit an, dass wir ihnen zuerst die Qi Gong-Methode beibringen. Es ist eine Voraussetzung, dass die PatientInnen eine Qi Gong-Methode beherrschen. Um die Wirkungen des Qi Gong zu unterstützen und die Behandlungszeit zu verkürzen, setzten wir andere traditionelle Behandlungsmittel, unter anderem Heilkräuter, Tuina, Akupunktur und Moxibustion ein und kombinieren sie miteinander. Damit kann eine bessere Heilwirkung erzielt werden.

Wie sieht der Tagesablauf eines Patienten aus?

Der Tag fängt für die PatientInnen mit morgendlichen Qi Gong-Übungen an. Danach folgt das Frühstück. Nach dem Frühstück, um 8:30 Uhr, im Winter um 9 Uhr, beginnt die reguläre Vormittagsübung, die etwa drei Stunden dauert. Sie besteht aus zwei Stunden Stillem Qi Gong und einer Stunde Qi Gong in Bewegung. Oder jeweils eine Stunde Stilles Qi Gong und eine Stunde Qi Gong in Bewegung zuzüglich einer Stunde gemeinsamem Erfahrungsaustausch. Die regulären Nachmittagsübungen dauern zwei Stunden, wiederum eine Stunde für Stilles Qi Gong und eine Stunde für Qi Gong in Bewegung. Die Übungen des bewegten Qi Gong können im Freien oder in Räumen geübt werden, dies hängt vom individuellen Gesundheitszustand sowie von der Behandlungsdauer der betroffenen PatientInnen ab. Die entsprechenden Übungen werden auch an die individuellen Bedürfnisse der PatientInnen angepasst und von einem Arzt, einer Ärztin oder einer Krankenschwester begleitet. Nach dem Abendessen gibt es dann noch eine Einheit der Spätübungen. An den morgendlichen Übungen und den Spätübungen können die PatientInnen freiwillig teilnehmen.

Spielen das Stille Qi Gong oder Übungen in Bewegung eine größere Rolle bei der Behandlung beziehungsweise wann wird welche Methode eingesetzt?

An unserer Klinik bestehen die Übungsinhalte zum größeren Teil aus Stillem Qi Gong. Bei den PatientInnen geht es in erster Linie darum, die Gesundheit zu pflegen. Das Stille Qi Gong dient dazu, das Innere des Körpers zu regenerieren und zu regulieren, aus diesem Grund üben die PatientInnen hauptsächlich Stilles Qi Gong. Mit der Zeit beschäftigen sie sich dann zunehmend mit Qi Gong in Bewegung. In der alltäglichen Qi Gong-Praxis betonen wir eine Kombination von Stillem Qi Gong und Qi Gong in Bewegung, sowie eine Verbindung zwischen Pflegen und Üben. Wenn man Stilles Qi Gong und Qi Gong in Bewegung miteinander vergleicht, kann man sagen, dass Stilles Qi Gong mehr Gewicht auf Gesundheitspflege und

Qi Gong in Bewegung mehr den Schwerpunkt auf Üben (Praktizieren) legt. Jedoch sind die Grenzen eher fließend und nicht so klar definierbar.

Inwiefern wird die Qi Gong-Behandlung mit anderen Methoden der Traditionellen Chinesischen Medizin kombiniert?

Allein durch die Qi Gong-Übungen können manche PatientInnen die in kurzer Zeit erwarteten Erfolge nicht erzielen. Qi Gong-Therapie benötigt eine längere Zeit, um ihre Wirkung zur Geltung zu bringen. Außerdem dauert es eine Weile, bis die PatientInnen die jeweilige Methode beherrschen und die Qi Gong-Methode eine Wirkung zeigen kann. In diesem Zeitraum müssen sie weiterhin mit anderen Behandlungsmethoden wie Akupunktur oder Heilkräutern behandelt werden. Manche kommen mit akuten Beschwerden zu uns. In der Anfangsphase müssen diese die vom Arzt verschriebenen Medikamente nehmen, um die Krankheit unter Kontrolle zu bringen.

Wie lang ist die durchschnittliche Aufenthaltsdauer von PatientInnen in der Klinik?

In der Anfangszeit nach der Gründung der Klinik mussten die PatientInnen 100 Tage bei uns bleiben. Das lag daran, dass traditionell betont wurde, 100 Tage Qi Gong zu üben. Mit der Zeit hat sich jedoch einiges geändert. Heutzutage können sich die PatientInnen einen 100 Tage dauernden Aufenthalt nicht mehr leisten. Die Menschen haben wenig Zeit. Wir haben uns dementsprechend der veränderten Situation angepasst und unsere Behandlung darauf eingestellt. Jetzt beträgt eine Behandlungsdauer etwa einen Monat. Im Vergleich zur Anfangsphase hat sich die Behandlungszeit somit auf ein Drittel reduziert. Um jedoch ebenso eine positive Wirkung in kürzerer Zeit zu erreichen, haben wir uns für eine kombinierte Behandlungsmethode entschieden. Vor kurzem haben wir den PatientInnen, denen es nicht möglich war, längere Zeit in der Klinik zu bleiben, zehn Tage sowie 15 Tage dauernde Rehabilitationsseminare angeboten. Während dieser Seminare wurde den Teilnehmenden die entsprechende Qi Gong-Methode beigebracht, so dass sie diese später zu Hause allein üben konnten. In diesen Fällen konnten wir jedoch nicht die medizinische Wirkung verfolgen.

Gibt es nach ihrer Erfahrung Krankheitsbilder oder Krankheiten, die sich besonders gut mit Qi Gong-Übungen behandeln lassen, und gibt es für spezielle Krankheitsbilder spezielle Übungen?
   Auf der einen Seite gibt es für bestimmte Krankheiten mehrere Behandlungsmethoden. Andererseits kann eine Qi Gong-Übung verschiedene Krankheiten heilen. Bei der Behandlung müssen wir die ideale Qi Gong-Methode für jeden einzelnen Patienten individuell auswählen.
   Ich bin der Meinung, dass Qi Gong eine gute Methode ist, um die Gesundheit zu pflegen, zu stärken und Krankheiten vorzubeugen. Qi Gong hat einen breit gefächerten Anwendungsbereich. Deswegen kann man sagen, dass viele Krankheiten dazu geeignet sind, durch Qi Gong behandelt zu werden. Insbesondere die altersbedingten Krankheiten, die chronischen Krankheiten und die häufig auftretenden Krankheiten. Qi Gong dient dazu, den Körper und die Funktionen der Organe zu regulieren und Yin/Yang-Aspekte auszugleichen. In der Therapie kann Qi Gong eine schnellere Heilwirkung vor allem bei Krankheiten der Atemwege wie Bronchitis und Asthma, sowie bei Nervenerkrankungen wie Schlaflosigkeit und Nervenschwäche erzielen. Nach meiner Erfahrung hat Qi Gong sehr gute Wirkungen bei der Behandlung von Verdauungskrankheiten. In anderen Bereichen wie Krankheiten des Herz-Kreislaufsystems oder Diabetes hat Qi Gong bereits einige Erfolge erzielt. Seit Ende der achtziger Jahre haben wir Qi Gong in der Osteopathie eingesetzt. Insbesondere bei der Behandlung von Wirbelsäulenerkrankungen hat Qi Gong gute Wirkungen gezeigt. Wir haben auch bei der Behandlung gegen Krebs Qi Gong eingesetzt und dabei die therapeutischen Wirkungen beobachtet. Dabei haben wir in unseren Untersuchungen festgestellt, dass Qi Gong im Frühstadium von Krebserkrankungen, sowie in der Rehabilitationsphase eine große Hilfe sein kann, aber im weit fortgeschrittenen Stadium von Krebserkrankungen nur eine geringe Wirkung hat.
Werden die Kosten einer Behandlung von den PatientInnen getragen oder übernimmt sie zum Beispiel der Arbeitgeber?
   Zurzeit erlebt das Gesundheitssystem in China einen Umbruch. Die freie medizinische Versorgung wurde abgeschafft. Stattdessen wird eine Art von Krankenversicherung eingeführt.

Jedes Jahr steht dem Versicherten ein bestimmter Betrag für die medizinische Versorgung zur Verfügung. Die Höhe richtet sich nach der Länge der Arbeitszeit sowie der Position des Versicherten. Wenn der Versicherte in einem Jahr kein Geld für medizinsche Versorgung ausgegeben hat, bekommt er die komplette Summe am Ende des Jahres ausgezahlt. Wenn er jedoch mehr als den vorgegebenen Betrag ausgegeben hat, muss er den darüber hinausgehenden Betrag zum großen Teil selbst aufbringen, wobei ein Rest vom Staat oder dem Arbeitgeber subventioniert werden kann.

Beeinträchtigt durch Qi Gong mit kommerziellem, sowie religiösem Hintergrund zählt das Medizinische Qi Gong leider nicht zu den Inhalten der Krankenversicherung. Die meisten PatientInnen, die zu uns kommen, müssen die Kosten selbst tragen. Ein kleiner Teil kann allerdings die Kosten von den Arbeitgebern zurückerstattet bekommen, wenn deren finanzielle Lage entsprechend gut ist [16].

Anmerkungen

1 Jiao Guorui, Qigong Yangsheng – Gesundheitsfördernde Übungen der traditionellen chinesischen Medizin; Uelzen: Medizinisch Literarische Verlagsgesellschaft mbH 1994 (4. Aufl.).

2 Wong Chongxing, Xu Dinghai, Qian Yuesheng und Shi Wen, «Effects of Qigong on Preventing Stroke and Alleviating the Multiple Cerebro-Cardiovascular Risk Factors – A Follow-up Report on 242 Cases für 30 Years», Vortragsmanuskript für die Zweite Weltkonferenz für den wissenschaftlichen Austausch zu Medizinischem Qigong, Peking, September 1993, S. 123.

3 Xian Biaohuang, «Clinical Observation of 204 Patients with Hyptenison Treated with Chinese Qigong:, Vortragsmanuskript für den Fünften Internationalen Kongress für chinesische Medizin und den Ersten Internationalen Kongress für Qi Gong, Berkeley, CA, Juni 1990, S. 101.

4 Wang Binai, Chai Zhaoji, Sheng Xianxiang und Chai Xiaoming, «The Influence of Qigong State on the Volume of Human Peripheral Vascular Blood Flow», Vortragsmanuskript für die Dritte nationale akademische Konferenz zur Qigong-Wissenschaft, Guangzhou, November 1990, S. 11–12

5 Chai Zhaoji und Wang Binai, «Influence of Qigong State on Blood Perfusion Rate of Human Microcirculation», ebda., S. 116

6 Zitiert bei: Hu Bing. A Brief Introduction to the Science of Breathing Exercise, Hongkong: Hai Feng Publishing Co.,1982, S. 9f.

7 Yu Min, Huo Jiming, Wang Yuain, Zhang Guifang und Chi Zhenfu, «Experimental Research on Effect of Qigong on the Digestive Tract», Vortragsmanuskript für die Zweite Weltkonferenz für den wissenschaftlichen Austausch zu Medizinischem Qigong, Peking 1993, S. 81.

8 Liu Anxi, Zhao Jing, Zhao Yong und Du Zhiqin, «Modified Effect of Emitted Qi on Close-Open Kinetic Process of Sodium channels of Rat Cultured Neuron Cell;, edba., S. 98.

9 Tang Yipeng, Sun Chenglin, Hong Qingtao und Liu Chunmei, «Protective Effect of the Emitted Qi on the Primary Culture of Neurocytes in Vitro Against Free Radical Damage», Vortragsmanuskript für die Zweite Weltkonferenz für den wissenschaftlichen Austausch zu Medizinischem Qigong, Peking 1993, S. 100f.

10 Liu Yuanliang, He Shihai und Xie Shanling, «Clinical Observation of the Treatment of 158 Cases of Cerebral Arteriosclerosis by Qigong;, ebda., S. 125.

11 Pan Weixing u.a.,«Changes in EEG Alpha Waves in Concentrative and Nonconcentrative Qigong States: A Power Spectrum and Topographic Mapping Study», in: Collected Works of Scientific Research on Qigong, III, Peking: Beijing Science and Engineering University Press 1991, S. 266-82.

12 Yang Sihuan, Yang Qinfei, Shi Jiming und Cao Yi, «The Influence of Qigong Training on Coherence of EEG During One Year Period», Vortragsmanuskript für die Zweite Weltkonferenz für den wissenschaftlichen Austausch zu Medizinischem Qigong, Peking 1993, S. 72.

13 Daniel Reid, Qhi-Gung (Qi Gong) Nutzen Sie die Kraft des Universums, Aus dem Amerikanischen von Sabine Schulte, Econ Taschenbuch, Deutsche Erstausgabe.

14 Daniel Reid, Qhi-Gung (Qi Gong) Nutzen Sie die Kraft des Universums, Aus dem Amerikanischen von Sabine Schulte, Econ Taschenbuch, Deutsche Erstausgabe.

15 Kenneth Cohen, QiGong Grundlagen Methoden Anwendung, Bechtermünz, 1997.

16 Interview mit Liu Yafei im Taijiquan & Qi Gong Journal Ausgabe 1-2003

Literaturverzeichnis

Chai Zhaoji und Wang Binai: «Influence of Qigong State on Blood Perfusion Rate of Human Microcirculation».

Daniel Reid, Chi-Gung: (Qi Gong) Nutzen Sie die Kraft des Universums, Aus dem Amerikanischen von Sabine Schulte, Econ Taschenbuch, 2. Auflage 2001.

Hu Bing: A Brief Introduction to the Science of Breathing Exercise, Hongkong: Hai Feng Publishing Co. 1982.

Jiao Guorui, Qigong Yangsheng: Gesundheitsfördernde Übungen der traditionellen chinesischen Medizin; Uelzen: Medizinisch Literarische Verlagsgesellschaft mbH 1994, 4. Aufl.

Johannes Kainberger: Qi Gong Ausgewählte Übungen für ein gesundes und langes Leben, Novum Verlag, 2003.

Kenneth Cohen: QiGong Grundlagen Methoden Anwendung, Bechtermünz, 1997.

Liu Anxi, Zhao Jing, Zhao Yong und Du Zhiqin: «Modified Effect of Emitted Qi on Close-Open Kinetic Process of Sodium channels of Rat Cultured Neuron Cell.

Liu Yuanliang, He Shihai und Xie Shanling: «Clinical Observation of the Treatment of 158 Cases of Cerebral Arteriosclerosis by Qigong.

Pan Weixing u.a.: «Changes in EEG Alpha Waves in Concentrative and Nonconcentrative Qigong States: A Power Spectrum and Topographic Mapping Study», in: Collected Works of Scientific Research on Qigong, III, Peking: Beijing Science and Engineering University Press 1991.

Tang Yipeng, Sun Chenglin, Hong Qingtao und Liu Chunmei: «Protective Effect of the Emitted Qi on the Primary Culture of Neurocytes in Vitro Against Free Radical Damage», Vortragsmanuskript für die Zweite Weltkonferenz für den wissenschaftlichen Austausch zu Medizinischem Qigong, Peking 1993.

Wang Binai, Chai Zhaoji, Sheng Xianxiang und Chai Xiaoming: «The Influence of Qigong State on the Volume of Human Peripheral Vascular Blood Flow», Vortragsmanuskript für die Dritte nationale akademische Konferenz zur Qigong-Wissenschaft, Guangzhou, November 1990.

Wong Chongxing, Xu Dinghai, Qian Yuesheng und Shi Wen: «Effects of Qigong on Preventing Stroke and Alleviating the Multiple Cerebro-Cardiovascular Risk Factors – A Follow-up Report on 242 Cases für 30 Years», Vortragsmanuskript für die Zweite Weltkonferenz für den wissenschaftlichen Austausch zu Medizinischem Qigong, Peking, September 1993.

Xian Biaohuang: «Clinical Observation of 204 Patients with Hyptenison Treated with Chinese Qigong:, Vortragsmanuskript für den Fünften Internationalen Kongress für chinesische Medizin und den Ersten Internationalen Kongreß für Qi Gong, Berkeley, CA, Juni 1990.

Yang Sihuan, Yang Qinfei, Shi Jiming und Cao Yi: The Influence of Qigong Training on Coherence of EEG During One Year Period, Vortragsmanuskript für die Zweite Weltkonferenz für den wissenschaftlichen Austausch zu Medizinischem Qigong, Peking 1993.

Yu Min, Huo Jiming, Wang Yuain, Zhang Guifang und Chi Zhenfu: «Experimental Research on Effect of Qigong on the Digestive Tract», Vortragsmanuskript für die Zweite Weltkonferenz für den wissenschaftlichen Austausch zu Medizinischem Qigong, Peking 1993.

Wolfgang Lehner

Die Traditionelle Thailändische Medizin

Die Entstehung der traditionellen siamesischen (thailändischen) Medizin, bekannt als TTM im Gegensatz zur TCM (Traditionelle Chinesische Medizin) als auch zur Ayurveda Indiens

Die traditionelle thailändische Medizin hat sich vor etwa 5000 Jahren ebenso wie die traditionelle chinesische Medizin und die Ayurveda Indiens aus einer Vermischung beider Diagnose- und Therapiekonzepte entwickelt, wie wir aus alten Aufzeichnungen entnehmen können. Dies hat vor allem seine Ursachen in der spirituellen Quelle des aus Indien ausgehenden Buddhismus, welcher bis heute Staatsreligion Thailands ist. Eine weitere Ursache findet sich in der ähnlichen Botanik des Indischen Subkontinents. Das Königreich Siam, seit 1939 von sich selbst bei Ausbruch des 2. Weltkrieges von Siam in «Thailand» – das Land der Freien – umbenannt und gleichzeitig seine Neutralität ausrief, wurde noch im 19. Jahrhundert in Europa als «Hinterindien» bezeichnet. In seiner mehrtausendjährigen Geschichte und im Besonderen in der Kolonialzeit Europas niemals kolonialisiert, also von westlichen Mächten beeinflusst worden. Vielmehr geschah eine geschichtliche Vermischung der thailändischen Volksgruppen mit Chinesen, welche vor tausenden Jahren begann und bis heute ungebrochen anhält. Indien war hingegen noch bis etwa zur Mitte des vorigen Jahrhunderts von den Engländern kolonialisiert, und auch in China hatten die Westmächte in der Gründerzeit wirtschaftlichen und politischen Einfluss (siehe Kapitel Ethnomedizin).

Diese Verschmelzung zweier Volksgruppen und deren «Ethnomedizinen» hatten ihre Ursachen offensichtlich mehr in machtpolitischen als in spirituellen Bedürfnissen. Dies erklärt sich deutlich durch die mit den buddhistischen Glaubenselementen Indiens als auch der starken ethnischen Verbindung mit den von Indien ausgehenden Heilslehren Buddha Siddhartas, welche sich in Form von Architektur antiker Bauten (Wat Arun) bis hin zu den Stupas Ayuttayas bis zu den Wats (Tempel) der Gegenwart darstellt. Aber nicht nur die Architektur, sondern auch die Volkskunst ist noch immer stark von indischen Elementen geprägt. Thailand ist bis heute ein hochreligiöser buddhistischer Staat, in dem die religiösen Führer hierarchisch über dem König stehen.

Diese Form der thailändischen Ethnomedizin war bis ins letzte Jahrhundert fast ausschließlich den Bürgern Thailands vorbehalten. Es war auch der einzige Zugang zur Heilung von Krankheiten, welcher durch Mönche, aber auch durch akademische Heiler dem Volk angeboten wurde. Eine Medizin, welche sich die für westliche Begriffe wirtschaftlich «arme» aber glückliche Bevölkerung auch leisten konnte.

Gleich den traditionellen Werten der alten westlichen Welt, also Europas, wurde der Bereich Gesundheit und Heilung von Krankheiten, Krankheitsvorsorge, ja selbst religiöse Gebote, welche letztendlich hygienische und gesamtgesundheitliche Maßnahmen in sich darstellten, dem Bereich der religiösen Gebote und Vorschriften «verordnet», vergleichbar dem christlichen Freitag Fastgebot usw. So war in beiden alten Welten des Orients und des Okzidents der Klerus der Kulturträger des Heilens.

Heilslehren, Gesundheitsvorsorge aber auch Reparaturmedizin von im letzten Jahrhundert entstandener Zivilisationskrankheiten, ausgelöst durch westliche Lebensführung und Ernährung in Thailand, ähneln daher eher Behandlungskonzepten der Phytotherapie Indiens, aber mit einer ausgeprägten Eigenständigkeit durch botanische Substanzen, welche ausschließlich in Thailand gedeihen.

Eine Abgrenzung zur Ayurveda – was übersetzt etwa langes Leben bedeutet – wird im Folgenden dargestellt werden. So bleiben in der traditionellen thailändischen Medizin die Diagnostik und die systemische Behandlung, also auch die Betrachtungsweise von Krankheit und Lebenszeit eher den Urlehren Indiens, die manuelle Therapie – Meridian und Akupunkturtherapie, chinesischen Überlieferungen und auch ihren Meistern und deren Adepten, vorbehalten.

Traditionelle Thailändische Medizin

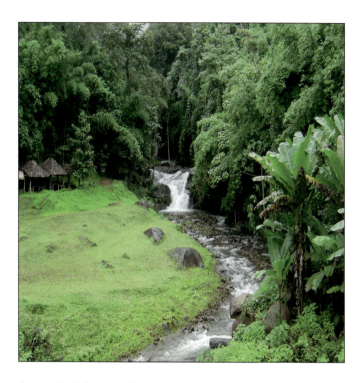

Dschungel in der Gegend von Phrae im mittleren Norden Thailands. Thailand verfügt über etwa 15.000 pflanzliche Spezies, ganz Europa dagegen nur über etwa 3.000.

Zusammengefasst kann gesagt werden, dass sich die TTM gleichsam das «Beste» aus beiden Konzepten der alten Überlieferungen erarbeitet hat. So erklärt auch die Topographie Thailands inmitten beider Kulturkreise, aber auch die oftmals unikate Botanik durch geographische Gegebenheiten wie tropische und relativ trockene Küsten, hügelige Dschungelgebiete und Berge mit tropischen Regenwäldern, sowie Gebiete mit tropisch kontinentalem Klima und winterlichen Nachtfrösten, die Einzigartigkeit der Phytotherapie Thailands. So verfügt laut Pharmakologie Thailand über etwa 15.000 pflanzliche Spezies, ganz Europa dagegen nur über etwa 3.000. Asien und hier der ferne Osten war also immer

Wolfgang Lehner

schon das Land mit der längsten Tradition der Phytotherapie, bedingt durch die Pflanzenvielfalt einerseits, andererseits auch durch den wesentlich höheren Pflanzen- und Gemüsekonsum seiner Bürger auch in der täglichen Ernährung. Hier spielt Thailand eine viel bedeutendere Rolle, als bisher bekannt.

Ayurveda Indiens versus traditionelle thailändische Medizin:

Historisch gesehen ist die Ayurveda keine traditionelle indische Medizin, ausgehend wie in China welche in ihren Ursprüngen auf die ethnomedizinischen, also hauptsächlich der Erfahrungs- und Volksmedizin zuzuordnenden Grundlagen und Wurzeln aus den Praktiken der traditionellen Heilern entsprungen ist.

China hat durch die vielen Volksgruppen und die oft für uns undurchschaubaren -da sehr komplexen- Behandlungsformen ihre Traditionen geschöpft, welche nunmehr geschickt (da die Chinesen immer auch gute Geschäftsleute und Händler waren), seit einiger Zeit im Westen vermarktet werden.

Unbestritten sind die faszinierenden Anwendungen manueller Diagnose und Behandlungsformen der Körpermeridiane und Erfolge bei scheinbar mit westlicher Schulmedizin austherapierten, also unheilbaren Krankheiten (Krebs) der traditionellen chinesischen Medizin. Diese hat ja auch akademische Anerkennung in der westlichen Schulmedizin gefunden. Selten findet aber in der uns zugänglichen chinesischen Literatur die hohe Bedeutung der Spiritualität, weil für uns schwer verständlich, Beachtung.

Die Ayurveda Indiens ist eine «akademische» Schulmedizin. Es muss ein technischer Abiturabschluss gemacht werden und nach einer strengen Aufnahmeprüfung ein 9-semestriges Studium absolviert werden. Anschließend muss ein Jahr hospitiert werden. Diese hohen Ansprüche in der Qualifikation galten und gelten seit Menschengedenken. In der traditionellen thailändischen Medizin werden diese Voraussetzungen erst wieder seit einigen Jahren gefragt und das hat volkspolitische und auch gesundheitspolitische Hintergründe. Erst in dem letzten Jahrzehnt hat eine «Rückbesinnung» der thailändischen Volksmedizin im breiten Ausmaß stattgefunden, zu deren Initiative der Autor als einer der wenigen europäisch ausgebildeten Mediziner beitragen durfte.

Ausgegangen ist diese «Wiederentdeckung» durch eine ausufernde und durch den Vietnamkrieg ins Land gebrachte westliche Gesundheitspolitik. So hat die Schicht der führenden Mediziner und Fachärzte, aber auch die forschenden Mediziner fast ausnahmslos in den USA studiert. Diese Gruppe von «Opinionleadern», welche sich fast ausnahmslos aus reichen thailändischen Familien rekrutierte, brachten dem Land eine Antibiotikawelle, welche der Volksgesundheit mehr schadetet als nutzte. Gleichzeitig hatten diese Ärzte, aber auch die in Amerika ausgebildete Pharmazeuten, eine Pharma Lobby im Land installiert. So gibt es derzeit über 400 Pharmazeutika produzierende Betriebe ohne eigene pharmazeutische Forschung. Es werden alle auf dem westlichen Markt befindlichen Medikamente im Übermaß produziert und durch die niedrigen Lohnkosten preiswerte Generika erzeugt. Das hatte nicht nur einen Preisverfall dieser zum Teil notwendigen Medikamente, sondern auch eine exzessive Verwendung zur Folge. Dies belastete letztendlich, ähnlich wie bei uns in Europa, das staatliche Gesundheitsbudget exorbitant und die Regierung sah sich zu Maßnahmen gezwungen.

Auslöser waren aber nicht nur die ausufernden Budgets, sondern auch eine Verschlechterung des Gesundheitszustands der Bevölkerung Thailands, welche beeinflusst ist durch die freie und gegenüber Europa wesentlich liberalere Pharma-Werbung, die in Printmedien und Fernsehen gebracht wird. So wurde jedes «Wehwehchen» prompt mit einem Pharmaprodukt behandelt. Wir kennen das auch aus unserer OTC Werbung (OTC – over the counter – also nicht rezeptpflichtige Arzneimittel). Einer Rückbesinnung auf die alten Werte der Kräutermedizin und der tradierten Heilverfahren waren also Tür und Tor geöffnet.

Die sozialmedizinische Bedeutung der TTM

Es wurde mit staatlicher Hilfe ein universitäres «Primary Health Care System» ins Leben gerufen, welches im Hinblick auf die Erforschung der verwendeten Heilkräuter im Lande bereits Tradition hatte, aber quasi ähnlich europäischen Universitäten im Zuge der

Wolfgang Lehner

pharmazeutischen Ausbildung an den Fakultäten einen «Dornröschenschlaf» hielten. Abgänger pharmazeutischer Fakultäten waren aber im Gegensatz zu den Pharmazeuten Europas wesentlich besser zu den zum Teil sehr gefährlichen Interaktionen der in der Volksmedizin seit jeher verwendeten Substanzen mit modernen westlichen Pharmakas ausgebildet und damit vorbereitet.

So hält Thailand eher unbewusst einen gewaltigen Wissensvorsprung in Bezug auf Interaktionen mit auch im Westen üblichen Dauermedikationen aus den in westlichen Labors entwickelten Pharmakas in Händen. Dies gilt speziell für westliche Zivilisationserkrankungen, wie die Fettkrankheit und deren Folgeerkrankungen als den rasant wachsenden Diabetes, Vasopathien, also Insulte, Bluthochdruck, Herzinfarkt, aber auch allergische Reaktionen und respiratorische Erkrankungen.

Die KHKs sind auch in Thailand sehr rasch im Zunehmen begriffen, ausgelöst durch die zunehmende westliche Lebensführung. In diesem Primary Health Care System werden den Bürgern Thailands Pflanzen nahe gebracht, welche in der Lage sind, eben diesen zunehmenden Zivilsations- und Degenerationserkrankungen – ohne oder mit niedrigerem Einsatz von Pharmakas – Herr zu werden. Diese Initiative wurde vom Königshaus finanziell unterstützt, wurde also zum «Kingsprojekt».

Neu ist auch ein «Home Garden Program», welches die Thailänder auffordert, sich in Hausgärten, aber auch auf Balkonen und Veranden Heilkräuter zu pflanzen, welche exzellent erforscht und nebenwirkungsfrei sind. Es erspart dem Patienten in einer Art gesicherter Selbstmedikation den Weg in den Drug Store und hilft dem Staat, Kosten im Gesundheitswesen zu sparen. Diese Pflanzen werden auf Staatskosten intensiv beworben und haben ein hohes Maß dazu beigetragen, das defizitäre Gesundheitsbudget auszugleichen. Es war dies ein Meilenstein, das im Jahre 2002 westlicher Zeitrechnung vorerst umstrittene 30-Bath-Gesetz unter der Regierung von Premierminister Dr. Thaksin Tschinawat einzuführen. Dieses 30-Bath-Gesetz wurde natürlich vorerst von der Pharmalobby hart bekämpft, wurde aber letztendlich doch erfolgreich eingeführt. 30 Bath entsprechen derzeit etwa 0,75 Euro. Das Durchschnittseinkommen in Thailand beträgt 15.000 Bath monatlich.

Dieses 30-Bath-Gesetz bestimmt im Wesentlichen, dass jeder thailändische Staatsbürger, egal welchen Einkommens, medizinische Leistungen in staatlichen Krankenhäusern bei einem Selbstbehalt von 30 Bath in Anspruch nehmen kann, egal, ob es sich um eine ambulante oder stationäre Behandlung handelt, unabhängig auch von der Dauer sowie chronischer und lebensbedrohender und unheilbarer Erkrankungen wie HIV oder Krebs. Ausgenommen sind Schönheitsoperationen und Zahnbehandlungen, der gesetzliche Krankenversicherungsbeitrag sind 3 Prozent des Monatsbezugs. Bei Arbeitslosen, Bauern und einer Vielzahl von nicht sozialversicherten Thailändern gilt dieses 30-Bath-Gesetz ebenfalls. In einem Land, in dem das Sozialversicherungssystem relativ neu ist und in dem de facto nur wenige Bürger im Verhältnis zur Gesamtbevölkerung sozialversichert sind, ist das eine enorme Leistung in der Gesundheitsvorsorge, von dem europäische Gesundheitsminister wahrscheinlich auch in Zukunft nicht einmal zu träumen wagen. Bypass-Operationen, Organtransplantationen bis zur kleinen Chirurgie werden lege artis durchgeführt und die Infrastruktur der Krankenhäuser in Relation zur Bevölkerung und deren Lebensstandard ist dem Westen gleichwertig.

Eine Ermöglichung dieses volkswirtschaftlichen und versorgungsmedizinischen Kraftakts bewirkte letztendlich die Eigenverantwortung jedes einzelnen Thailänders und die rasche Rückbesinnung auf die tradierten Heilverfahren und das hohe Gesundheitsbewusstsein der Thailänder, ausgehend von der Ernährung bis hin zur Prävention mit Heilkräutern des Landes, welche sorgfältig erforscht und von hoher Wirksamkeit sind und deren Verwendung im getrockneten Zustand und damit stets verfügbar auch im urbanen Gebiet wieder Einzug gehalten haben.

Erfahrungsmedizin und moderne westliche Medizin sind also nicht nur sinnvoll ergänzbar, sondern zeichnen ein Bild, wie wir am Beispiel Thailands erkennen können, welches uns Möglichkeiten aufzeigt, nicht nur volkswirtschaftlich sinnvoll zu handeln, sondern auch im Dienste unserer Patienten – ohne eigentlichen «Medizintransfer» – Fortschritte aus medizinischer Sicht zu erzielen. Bisher wurden auch von westlich ausgebildeten Medizinern Diagnosekonzepte und fernöstliche Therapien, je nachdem aus welchem Lager diese kamen, eher polarisiert und Erfahrungsmedizin, also Ethnomedizin, als eine Lehre eher für grüne «Spinner», wenigstens aber für Außenseiter qualifiziert. Vice versa geschah dies aber auch von Seiten der Alternativ- oder Komplementärmedizin, wo die klassische westliche Schulmedizin als engstirnig und sklavisch der Pharmalobby unterworfen, abqualifiziert wurde.

Diese Missstände und Missverständnisse sind noch immer nicht zur Gänze ausgeräumt, scheinen aber bald der Vergangenheit anzugehören, da sich eine gegenseitige Annäherung auch bei uns im Westen nicht mehr verhindern lässt.

Warum wissen wir im Westen noch so wenig von der traditionellen thailändischen Medizin? Dies resultiert aus sozialpolitischen Umständen und deren Ursachen. Ausgehend von dem bereits erwähnten Umstand, dass Thailand niemals in seiner Geschichte kolonisiert war – Thailand bedeutet übersetzt «das Land der Freien» – haben sich hier die ethnomedizinischen Lehren und Erkenntnisse niemals aus dem Land heraus verbreitet, wurde also quasi niemals exportiert. Durch den Einfluss der Westmächte geschah das in Indien und China sehr wohl.

Wir dürfen hier kurz auf den Begriff Ethnomedizin eingehen: Ethnomedizin, ein Begriff aus dem 19. Jahrhundert, ist die Bezeichnung für Volksmedizin, der im jeweiligen Volk seit alters her überlieferten Heilkunde. Dieser Begriff entstand aus dem Interesse der Ärzte an den Medizinen kolonisierter Völker, welche ursprünglich als primitiv bezeichnet wurden. Die linear-evolutionistische Auffassung der Entwicklung von einer primitiven Medizin zur so genannten modernen Medizin gelangte in den 50-er Jahren des 20. Jahrhunderts in die Kritik und wurde durch die Untersuchungen der Medizinsysteme in den 70-er Jahren des vergangenen Jahrhunderts abgelöst. Der Begriff Ethnomedizin hat in der Bundesrepublik Deutschland und in Österreich weite Verbreitung gefunden, obwohl die Herkunft dieser Bezeichnung keineswegs endgültig geklärt ist.

Während also von und durch die Kolonialmächte Frankreich (Indochina) – und England – (Indien) das fernöstliche Heilwissen und auch die fremde Botanik relativ früh in den Westen gelang, geschah dies in Thailand nicht. Hier hielt sich die Volksmedizin also bedeckt.

Der Autor bereist Thailand seit den 70-er Jahren des vergangenen Jahrhunderts, also seit über 30 Jahren. Der Vietnamkrieg

Traditionelle Thailändische Medizin

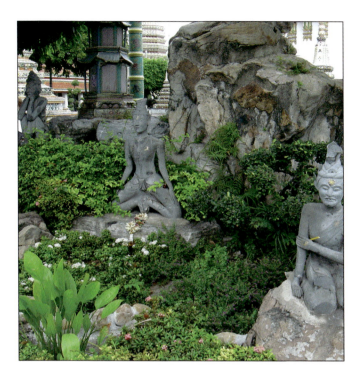

Yoga in ca. 600 jährigen Statuen, welche aus Indien kamen – wie Buddha selbst – im Wat Arun – Tempel der Morgenröte

hat eine angloamerikanische Beeinflussung dieses Landes mit sich gebracht, welches in dem Buch «Der Kulturschock» dem interessierten Leser genauere Einblicke auch zum Verständnis über die raschen und manchmal unglaublichen Vorgänge in diesem Land verständlich nahe bringt. Eine weitere Öffnung erfuhr das Land durch die rasante Entwicklung des Fremdenverkehrs, welcher einen beträchtlichen Anteil am BIP ausmacht.

Erst jetzt also kamen auch für den westlichen Forscher die Möglichkeiten, sich der Volksmedizinen Thailands anzunehmen.

Wolfgang Lehner

Der Autor ist Mitglied eines universitären Teams, welches sich neben der botanischen Erforschung auch mit der Evaluierung der traditionalen Heilverfahren im Auftrag der thailändischen Regierung beschäftigt. Die flächenmäßig große Ausdehnung des Landes und die bereits erwähnte vielfältige Vegetation, aber auch die zum Teil oft nur im Ansatz ähnlichen tradierten Heilverfahren eines 75 Millionen Volkes machen dies zu einer umfangreichen Herausforderung.

Es ist in den letzten 10 Jahren viel gelungen, wie das Primary Health Care System beweist, auch das «Home Garden Program» ist ein weiterer wichtiger Schritt in die volksgesundheitliche Zukunft des Landes. Vieles ist noch zu tun, vieles haben wir bereits erreicht. Bevor wir auf einige der wichtigsten Heilpflanzen Thailands und deren Verwendung eingehen, sollten doch noch die großen medizinischen Herausforderungen, welche diesem Lande noch bevorstehen, erwähnt und beschrieben werden. Diese sind nämlich nahezu ident mit denen in Europa, wenn nicht dramatischer.

Die aktuelle Wertigkeit der TTM im Westen

Der Autor ist Mitglied des Lipidforum austriacum (www.lipidforum.at). Diese Vereinigung forschender Ärzte hat sich die Aufgabe gestellt, einer epidemischen Erkrankung unserer Tage, nämlich der Fettkrankheit und deren Folgen wie Diabetes, Bluthochdruck, Schlaganfall, Herzinfarkt, Arteriosklerose usw. den Kampf anzusagen. Dies geschieht durch Fortbildung der Ärzteschaft in der Erkennung, Frühbehandlung und Prävention dieser Volkseuche des 20. und 21. Jahrhunderts. Es würde in dieser Abhandlung zu weit gehen, über die Gesamtproblematik der Fettkrankheit einzugehen. Lassen wir zumindest schlagwortartig und ohne Weiteres plakativ einige Fakten und Forschungsergebnisse geistig Revue passieren.

Österreich steht an einem negativ hohen Spitzenrang an Herzinfarkten mit Todesfolge weltweit gesehen und stellt damit einen traurigen Rekord. Die Inzidenz des Diabetes ist enorm im Steigen begriffen. Das Übergewicht durch unkontrollierten Fettkonsum ist unser größtes Ernährungsproblem. Empfehlenswert ist aber nicht, kein Fett zu sich zu nehmen, sondern das richtige Fett und davon weniger. Schlagworte: Omega 3 Fettsäuren, French Paradoxon.

So hat Thailand seit Generationen niemals Probleme mit dieser Erkrankung und deren erwähnten fatalen Folgen, eben auf Grund vorbildlicher Ernährung mit antioxidativen Nahrungsmitteln, hohem Reiskonsum und gänzlichem Fehlen tierischer Milchprodukte. Diese waren einfach nicht auf dem bisherigen «Speiseplan» der Thailänder zu finden.

Die zunehmende Westöffnung und der Fremdenverkehr haben zu einer Überschwemmung, ja zu einer intensiven Bewerbung von westlichen Nahrungsmitteln und Getränken wie Milchshakes, Butter, Schokolade, Keksen, ja bis hin zu Schulmilchprogrammen gebracht. So ist dieses Problem der Fettkrankheit nun auch in Thailand nicht nur rasant im Steigen, sondern vielmehr auf Grund genetischer Disposition der Bevölkerung eine nie da gewesene Bedrohung der Volksgesundheit.

So hat derzeit Thailand eine Inzidenz des Diabetes und seiner Vorstadien von etwa 20% im Vergleich von Österreich, wo diese etwa bei 6% liegt. Hier ist also Handlungsbedarf gegeben und Bypassoperationen in den urbanen Gebieten bei wohlhabenden Thailändern sind keine Seltenheit mehr.

Amerikanische Fastfoodketten sind in jedem größerem Ort zu finden, und die Jugend Thailands wird durch Werbung genau so geschickt wie bei uns, aber viel erfolgreicher, auf diese «Lifestyle» Änderungen eingeschworen. Hier wird seit einiger Zeit durch den Einsatz von Heilkräutern zur Prävention aber auch zur Heilung auch von Seiten der Gesundheitsbehörden gegengesteuert. Dass diese thailändischen Heilkräuter bestens dazu geeignet sind, natürlich bei einer gleichzeitigen Rückbesinnung auf gesündere Ernährung, beweisen uns die neuesten Studien und Forschungsergebnisse. Dies gibt uns die Gelegenheit, an dieser Stelle einige Kräuter des «Primary Health Care Systems», deren Wirkung und deren Einsatz bei den Zivilisations- und Degenerationserkrankungen zu beschreiben.

Nachdem, wie erwähnt, Thailand über eine höhere Anzahl von Heilpflanzen verfügt, welche zudem noch durch das tropische Klima und die hohe UV Einstrahlung (siehe Oxidation und Antioxidation) wesentlich potenter sind als westliche Heilpflanzen, sind diese eben auch dazu noch besser auf Interaktionen mit modernen Pharmakas untersucht (Beispiel Johanniskraut in Verbindung mit Antibiotika oder Lipidsenkern, welche erst in den jüngsten Tagen in den Beschuss gekommen sind) und dieser Beitrag in diesem Buch nicht den Platz bietet, für den interessierten Leser und auch Arzt oder Apotheker auf diese Thematik genauer einzugehen, wollen wir doch versuchen, die wichtigsten Pflanzen mit deren botanischen und auch thailändischen Namen zu behandeln.

Gleichzeitig wollen wir auch die Wirkung bei den diversen Erkrankungen beschreiben, ohne hier Anlass zu einer Selbstmedikation geben zu wollen. Jede Befindlichkeitsstörung oder Erkrankung bedarf der Abklärung durch den Arzt. Gemeinsam sollte aber dann ein Weg, und zwar der beste, für den Patienten erarbeitet werden, also in der Erstbehandlung durchaus an den Einsatz von Heilkräutern gedacht werden. Es muss also nicht immer gleich ein Produkt aus der Retorte sein*.

Wie uns die Lipidforschung und auch die damit verbundene Aterioskleroseforschung zeigt, sind antioxidative Substanzen und Nahrungsmittel sowie der Einsatz von so genannten Fängern freier Radikaler von ungeheurer Wichtigkeit.

In der Prävention und Behandlung von Gefäßerkrankungen, unter denen nahezu die gesamte westliche Bevölkerung leidet, haben sich *Carthamus tinctorisus* thailändisch *Kam foi* (die Färberdistel) und *Hibiscus sabdariffa* thailändisch *Kratschieap* sehr gut bewährt, da diese Substanzen nicht nur das LDL Cholesterin zu senken vermögen, sondern auch durch den hohen Anteil von so genannten Antocyanen das C reaktive Protein (CRP) reduzieren. Wir wissen heute, dass dieses CRP ein Parameter für die entzündlichen Vorgänge im Körper ist. Durch die Entzündung der Plaques im Gefäß und deren Ruptur kommt es erst zum eigentlichen Infarktgeschehen, während die Arteriosklerose ein lebenslanger Prozess ist und bereits in den ersten Lebensjahren eines jeden Menschen beginnt.

Garcinia artoviridis, thailändisch *Somk käk*, ist das meistverkaufte Heilkraut Südostasiens (dies sind eigentlich die getrockneten Schalen einer Frucht) zur Behandlung von Übergewicht (Adipositas). Diese Fruchtschalen vermögen ebenfalls das Cholesterin zu senken, führen zu einer Appetitzügelung und vermögen die Tryglizeride zu senken. Alkoholkonsum und die dadurch ausgelöste Trunkenheit wird ja durch eine Veränderung der Fettsäuren und deren Wirkungen an den Nervenbahnen und an deren Neurotransmittern beeinflusst, was daher die Wirkung auf die Tryglizeride bestätigt.

Um beim Alkoholkonsum zu bleiben, sollte das Heilkraut *Thunbergia laurifolia* thailändisch *rang tschut* nicht unerwähnt bleiben. Durch die Erfahrungsmedizin und deren Behandlung nach Alkoholabusus führten klinische und pharmazeutische Forschungen auf die hohe Bedeutung bei Lebererkrankungen. Dieses Heilkraut hat eine hohe leberentgiftende Wirkung, ist absolut nebenwirkungsfrei und verfügt dazu noch über hohe antiallergische Eigenschaften. Das ist in einer Zeit zunehmender Allergien von hoher Bedeutung auch in der Prävivalenz dieser Erkrankungen.

Andrographis paniculata thailändisch *fatalei tschon* ist ein universelles Mittel bei der Behandlung von grippalen Infekten. Durch einen raschen Einsatz bei Erkältungskrankheiten hat eine schwedische Studie bewiesen, dass die meisten dieser uns alle betreffenden Leiden – wer von uns hat sich noch nie einen erkältungsmäßig bedingten grippalen Infekt aquiriert – im Ansatz rasch kupiert werden können, ohne einer Antibiotikatherapie zu bedürfen, welche ja nur vor einer Superinfektion schützen kann und soll. Nach Abklingen der Symptome kann das Mittel gefahrlos abgesetzt werden. Ferner hat *Andrographis paniculata* eine hervorragende Wirkung bei Paradontose sowie Zahnfleischerkrankungen, welche, wenn diese länger bestehen, statistisch einen hohen Risikofaktor für Herzinfarkte darstellen.

Thailand ist das im botanischen Sinn reichste Land im Vorkommen von Pflanzen aus der Familie der Zingiberacea Gewächsen. Diese Rhizom-ausbildenden Heilpflanzen, zu denen auch *Curcuma longa* und *Bösenbergia rotunda* zählen, haben neben der hohen Wirkung auf Erkrankungen des Gastrointestinaltraktes eine hohe Antitumorwirkung. Der tägliche Konsum im Speiseplan der Thailänder hat dieses Volk nicht nur weniger anfällig gegen Krebs, sondern vor allem nahezu «immun» gegen Magen- und Darmerkrankungen gemacht. Es gibt in Thailand mehr als 70 bereits entdeckte und viele noch unentdeckte Curcuma Arten, welche immer mehr an Bedeutung in der Behandlung und Prävention von Krebs gewinnen.

In der Behandlung von Krebs gewinnt ein Kraut namens *Murdannia loriformis* (thailändisch *ya baking*) immer mehr Bedeutung. Ursprünglich bei chronischer Bronchitis eingesetzt, wirkt es neben der Chemotherapie hervorragend bei verschiedenen Krebsarten und auch in der Dermatologie sind exzellente Ergebnisse bei mutagen bedingten Behandlungen, wie bei Keratomen, erzielt worden.

Bei der Erstbehandlung des Bluthochdruckes, unter dem viele Europäer wissentlich oder auch unbewusst leiden, wird als Ersteinsatz ein schon lange am Markt befindliches Diurektikum (Entwässerungsmittel) eingesetzt. Dieses Pharmakon hat natürlich Nebenwirkungen. Da der Bluthochdruck aber eine sehr gefährliche Vorerkrankung für weitere Herz-Kreislauferkrankungen ist, ist eine Behandlung unbedingt notwendig, auch wenn sich der Patient subjektiv wohl fühlt. Der Einsatz von Betarezeptorenblockern und ACE Hemmern sollten daher nur schwerst behandelbaren Fällen von Hypertonie nicht nur wegen deren schwerwiegenden Nebenwirkungen, sondern auch volkswirtschaftlich wegen der hohen Kosten vorbehalten bleiben.

Als ein äußerst effektives und nebenwirkungsfreies Diuretikum hat sich *Orthosiphon aristatus* bewährt, welches nicht nur von der Potenz eines pharmazeutischen Diuretikums besitzt, sondern noch dazu in der Lage ist, leichte Nierenleiden zu heilen sowie Nierensand auszuschwemmen. Orthosiphon wird daher auch als indischer Nierentee bezeichnet.

Bevor wir diese kurze Einführung in den Bereich der thailändischen Heilpflanzen mit zwei Substanzen abschließen, welche so außergewöhnlich und echte botanische Unikate sind, da diese nur hier in Thailand gedeihen und das nur auf einem kleinem Gebiet in der Größe von etwa 200 Quadratkilometern, sollten noch zwei Pflanzen Erwähnung finden, welche im Westen bereits sehr bekannt sind, deren botanische Heimat aber seit tausenden Jahren Indien und Thailand ist.

Das ist einerseits *Aloe Vera*, eine südostasiatische Heilpflanze, welche nicht nur innerlich, also systemisch, sondern auch topisch Verwendung findet. Diese Pflanze stammt aus diesem Land und wird hier seit ca. 6000 Jahren in den verschiedenen Anwendungsformen verwendet. «Erst» vor 4000 Jahren hat diese Pflanze ihren Weg nach Ägypten und danach in den mediterranen Raum um

Traditionelle Thailändische Medizin

unser Mittelmeer gefunden. Ähnlich verhält es sich mit *Morinda citrifolia*, der indischen Maulbeere, welche eine etwas traurige Berühmtheit über die USA und den Südseeraum zu uns gefunden hat. Unter dem Namen *Noni* wurde diese uralte asiatische Heilpflanze nicht unbedingt seriös in Amerika sehr erfolgreich vermarktet. Wer noch über ein altes Brockhaus-Lexikon (so um die Jahrhundertwende) verfügt, kann darin unter *Morinda* den Eintrag einer Erklärung für ein asiatisches Volksheilmittel finden, also lange bevor der Name Noni in vielem Munde war.

aNun sollten noch, quasi als «Abschluss» dieser kurzen Einführung in die thailändische Pflanzenheilkunde, zwei Substanzen angeführt werden, welche weltweit ihresgleichen suchen.

Phytohormone sind in den letzten Tagen nicht nur in der medizinischen Fachliteratur durch die Journale der Mediziner gegangen. Die gesamte Öffentlichkeit hat sich dieses Themas über Presse, Fernsehen, ja sogar durch Kommentare der Gesundheitsminister Europas angenommen. Auslöser dafür waren vernichtende Studien über die seit ca. 25 Jahren betriebene und als sicher geltende Hormonersatztherapie bei Frauen.

Künstliche Hormone also haben exzessiven Einsatz bei Frauen nahezu jeden Alters gefunden. Indikationsstellungen waren, angefangen vom prämenstruellen Syndrom, zu menopausalen Beschwerden bis hin bis zum so genannten «Anti-Aging».

Mehrere groß angelegte Langzeitstudien unter anderem in England, welche an und mit tausenden Frauen durchgeführt wurden, haben den vernichtende Beweis erbracht, dass eine derartige Hormonersatztherapie nicht nur das Brustkrebs-Risiko bei den Patientinnen dramatisch erhöht, sondern auch Lipidforscher haben erkannt, dass das Herzinfarktrisiko bei Frauen sich nicht, wie bisher angenommen, reduziert, sondern sich sogar erhöht.

Die ausgelobten Errungenschaften der modernen Pharmazie in dieser Indikation haben vorerst zu einem «Expertenstreit» geführt, welcher letztendlich darin endete, dass von Seiten der Gesundheitsbehörde und den öffentlichen Leistungsträgern eingeschritten wurde und solche Therapien nur mehr unter strengsten Indikationsstellungen durchgeführt werden. Als Mittel der Wahl soll nunmehr auf so genannte «Phytohormone» ausgewichen werden.

Was aber sind Phytohormone, woher kommen diese und was bewirken sie im Körper? Bekannt geworden sind solche Substanzen aus Pflanzen, welche so genannte Flavonoide und Isoflavone enthalten, wie Soja, Rotklee usw. Diese Pflanzen sind in der Lage, die Hormonsubstitution zu «simulieren» und die angeführten Beschwerden der betroffenen Frauen zu lindern. Ja sogar in der zu Teil ausufernden «Anti-Aging- Welle» wurden solche Substanzen mit Wirkungen beschrieben, welche diese denn nun wirklich nicht erfüllen können. Das «Verjüngungsgeschäft» ist aber ja kein Neues und so ist es natürlich, dass sich der Kommerz willig dieser Dinge, oftmals unkompetent, annimmt. Leider sind aber alle diese Pflanzen mit diesen Inhaltsstoffen nicht ausreichend, um wirklich die Beschwerden und Symptome dieses im Alter zunehmenden Hormonverlustes, welcher an sich natürlich ist, zu beseitigen. Dazu gibt es immer mehr Fälle von Patientinnen, die ernsthaft unter diesen Mangelzuständen leiden.

Hier sollen nun zwei Pflanzen, welche ausschließlich in Thailand wachsen, Erwähnung finden, welche in der nun weltweit eingetretenen pharmazeutischen Erforschung Platz gefunden haben, da diese über eine so hohe Potenz dieser Isoflavone und deren Substanzgruppen verfügen wie keine anderen gleichartigen Pflanzen.

Darauf gekommen ist man wieder durch die so genannte Erfahrungsmedizin, da die Bewohner dieses ethnobotanischen Gebietes über keinerlei derartigen Beschwerden berichteten, ja diese Frauen seit Jahrhunderten länger fertil, über größere Brüste, hochwüchsiger und wenn Sie so wollen, für die Männer länger attraktiver waren. Ebenso waren das Krebsrisiko und Herzinfarkte gleich null.

Die Pflanze heißt mit botanischem Namen *Pueraria mirifica* thailändisch *Kwa krua kao* und ist als sichere und hoch potente «Hormonersatztherapie» im Fernen Osten am Markt und ein exzellent erforschtes Mittel zum Exportschlager für Thailand geworden. Wichtig dabei ist eine sorgfältige Qualitätssicherung, da diese Pflanze laut neuesten Studien (WOCMAP 2003 – World Congress of Medical and Aromatic Plants III) zeigte, dass Wirkstoffschwankungen bereits in einem Erntegebiet von nur 60 Kilometern um 50% gegeben sind. Einer Ausfuhr dieser Pflanze hat sich daher die Gesundheitsbehörde des Landes angenommen. Nur so wird eine dementsprechende Qualitätssicherung gewährleistet.

Ähnlich ist es mit dem «männlichen» Gegenstück, der *Butea superba* thailändisch *Kwa krua deng* oder *dam*, welches gerne als

Traditionelle Thailändische Medizin

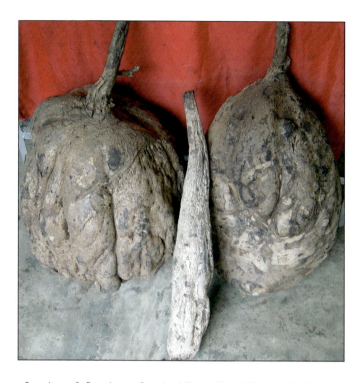

Besonders große Exemplare von Pueraria mirifica und in der Mitte ein großes Exemplar von Butea superba (botanische Unikate in Thailand auf einem Gesamtwuchsgebiet von maximal 300 bis 400 km2.

thailändisches «Viagra» bezeichnet wird, da es eine nachweisliche Phosphodiesterasehemmung, ähnlich den in dieser Indikation am Markt befindlichen «Stehhilfen» pharmazeutischen Ursprungs bewirkt. Diese Indikation ist es aber nicht, welche dieses alte Volksheilmittel so interessant macht. Auch Männer werden ihrer Hormone verlustig, die Muskelmasse bildet sich zurück und der Fettanteil des Körpergewebes vermehrt sich. Auch alle anderen geriatrischen Erscheinungen lassen sich damit positiv beeinflussen und so können sich auch Männer nebenwirkungsfrei länger ihrer Jugend- und Manneskraft erfreuen.

Die Thailänder kennen und kannten dieses alte Volksheilmittel seit Jahrhunderten und haben ihre natürlichen Ressourcen seit Generationen genutzt. So kann man in der Traditionellen Thailändischen Medizin ein für uns im Westen nach pharmazeutischem Denken nachvollziehbares Instrument sehen, sich vieler Volkskrankheiten anzunehmen. Nicht nur, dass im Gegensatz zur TCM wir hier von Monosubstanzen sprechen, welche leichter auf deren Inhaltsstoffe, deren Wirkungen und Interaktionen untersucht werden konnten, bieten diese Kräuter und Pflanzen der TTM vielmehr eine freiere Form des möglichen Einsatzes von Phytoprodukten aus Fernost, gemeinsam mit unseren geläufigen Medikationen, wie diese unseren Ärzten geläufig sind. Dass es vielfach gelungen ist, eine pharmazeutische Dauermedikation abzusetzen, ist als Vorteil für den betroffenen Patienten zu sehen.

Das spirituelle Konzept der Traditionellen Thailändischen Medizin

Natürlich existiert ein solches Konzept in jeder Volksmedizin, selbstverständlich auch in der traditionellen thailändischen Heilkunst. Vielmehr aber haben für die Thais Pflanzen eine hohe spirituelle Bedeutung. So gibt es in jedem Thai-Haus Plätze, wo eben diese Pflanzen wachsen sollen, Bäume, welchen energetische Kräfte nachgesagt werden, daher müssen sich diese auch, je nach dem, an der Vorder- oder Rückseite des Wohnhauses befinden.

Ja, jedes Heilkraut verfügt auch im Glauben der Thais über Energie, die letztendlich der Ayurveda Indiens ähnlich sind. Ob der westliche Patient diese Glaubenskonzepte übernimmt, hängt letztendlich von seinem Therapeuten und seiner eigenen Spiritualität ab.

Dass fernöstlichen Heilungskonzepte durchaus kompatibel für die westliche Welt sind, ist wohl Gegenstand dieses Buches.

Thailändische Heilpflanzen sind zudem nach unseren westlichen Begriffen «durchschaubar» und wissenschaftlich untersucht sowie unter – für uns selbstverständlichen – westlichen pharmazeutischen Standards für den Export hergestellt.

* Dem interessierten Arzt oder Therapeuten stehen mehr wissenschaftliche Informationen unter www.ttm.at zur Verfügung.

Aktueller Hinweis: bis kurz vor Drucklegung hat sich die Inzidenzrate für Diabetes II. signifikant erhöht, in Österreich auf über 10% und in Thailand auf 305 (ohne Berücksichtigung von Dunkelziffern)

KOSCHKA HETZER-MOLDEN

Wenn Götter speisen
Gesundes Essen für Körper und Seele

«Unser Bewusstsein beeinflusst das, was wir essen – und was wir essen, beeinflusst unser Bewusstsein. Das ist ein wichtiger Punkt in unserer Philosophie.»

Bruder Surya lebt seit vierzig Jahren als Yogi in einer spirituellen Gemeinschaft im Nordwesten von Indien. Er ist Chefkoch der «Brahma Kumaris World Spiritual University», die sich 1950 in Mount Abu niedergelassen hat und Menschen aus aller Welt und aus allen Religionen zu Symposien über Werte und zu Meditationskursen einlädt. Hindus, Katholiken, Protestanten, Moslems, Juden und durchaus auch Konfessionslose bilden hier für einige Tage eine große Familie. In Bruder Suryas kulinarischem Reich wird für sie nicht nur nach alten ayurvedischen Rezepten, sondern im wahrsten Sinn des Wortes mit Liebe gekocht. «Ein zorniger Mensch kommt mir nicht in die Küche! Bei uns arbeiten nur gute Yogis», Yogis, die in die vielfältigen vegetarischen Speisen auch ihre guten Schwingungen «hineinkochen». Bruder Surya: «Reine, harmonische und gute Schwingungen werden von der Nahrung aufgenommen. Wer immer diese Nahrung zu sich nimmt, übernimmt auch diese positiven Schwingungen».

Mount Abu, ein indischer Zauberberg mitten in Rajasthan, dem sagen- und legendenumwobenen Land der Maharadschas mit ihren Tempeln und Palästen. In dieser Gegend sind hinduistische Götter daheim: Shiva und Vishnu in all ihren Inkarnationen – auch Lakshmi, die Göttin der Schönheit und des inneren Reichtums. Den nahegelegenen Nakki-Lake soll eine Göttin mit ihren Fingernägeln aus dem Felsen gekratzt haben, zum Vergnügen von Touristen und Hochzeitsreisenden, die ihren Honeymoon hier verbringen und mit buntgeschmückten Booten auf dem See rudern.

Auf der anderen Seite des Sees, nicht weit und doch sehr fern von diesem weltlichen Trubel, liegt «Madhuban», der «Honigwald». Es ist das Zentrum der «Brahma Kumaris», einer Organisation, die Spiritualität in Menschen wieder bewusst machen will und eine besondere Form der Meditation lehrt: Raja-Yoga. Man nennt es das «höchste Yoga», die Verbindung zur höchsten Seele, zu Gott. «Den Ausdruck Raja Yoga gibt es seit Tausenden von Jahren in Indien. Doch wir von der Brahma Kumaris lernen und lehren eine Interpretation von Raja-Yoga, die unserer heutigen Welt angepasst ist: Meditation, spirituelle Werte- und Wissensvermittlung. Es ist eine Methode, die uns helfen soll, dem Druck und den Problemen der heutigen Zeit standzuhalten», meint Sister Jayanti, Direktorin der Brahma Kumaris für Europa. Sie ist in zwei Kulturen aufgewachsen. 1949 in Poona, Indien, geboren, verbrachte sie ihre Kindheit und Jugend in England. Seit über dreißig Jahren reist sie als Botschafterin für den Frieden durch die Welt, unterrichtet und hält auf internationalen Kongressen Vorträge zu Themen wie Erziehung, Gesundheit, Umwelt, die Stellung der Frau und interreligiöse Zusammenarbeit. Als eine Art «Außenministerin» vertritt sie ihre Organisation bei den Vereinten Nationen. «Die Vereinten Nationen haben erkannt, dass die Besonderheit unserer Organisation, die spirituelle Dimension und der Umgang mit Wertvorstellungen notwendig für ihre verschiedenen Projekte sind. Daher konnten wir an den meisten dieser Projekte mitarbeiten, z.B. bei Projekten für Jugendliche, für Frauen und alte Menschen und für Drogenabhängige. Wir waren auch bei dem sogenannten ‹Weltfriedensprojekt› der UNO dabei».

Obwohl auch in Indien spirituelle Lehre vor allem Männersache ist, wird die Brahma Kumaris von Frauen geleitet, den sogenannten «Senior Sisters» oder «Dadis». Diese ältere Damen, die heute meist über achtzig Jahre alt sind, waren bereits 1937, bei der Gründung dieser Gemeinschaft, dabei. Zu der Zeit folgten sie einem in höchsten gesellschaftlichen Kreisen angesehenen charismatischen Yogi und seinen Visionen von einer Welt voller Frieden, Harmonie und Reinheit. Er machte die jungen Frauen und auch Männer mit Werten wie Einfachheit, Bescheidenheit, Toleranz und Verantwortung vertraut und begeisterte sie für ein körperlich und seelisch «reines Leben». «Brahma Baba», das bedeutet «Vater», übergab kurz vor seinem Tod 1969 Leitung und Organisation der Brahma Kumaris an seine Schülerinnen. Eine von ihnen war Dadi Janki, inzwischen 86 Jahre alt: «In Indien gilt die Mutter als Inkarnation von ‹Shakti›, von weiblicher Kraft. Diese Kraft erhält sie von Gott. Und diese göttliche Kraft soll allen zugute kommen. Unser Gründer erkannte die Bedeutung der Frauen für die Welt».

Im Laufe von Jahrzehnten ist die Gemeinschaft der Frauen im weißen Sari nicht nur in Indien, sondern auch in achtzig weiteren Ländern der Welt vertreten. Immer mehr Menschen erkennen den Wert dieser speziellen Meditation. Sister Jayanti: «Welcher religiösen Tradition wir auch immer angehören, das Wesentliche ist die Verbindung zu Gott. Wir haben bei uns im Westen im Allgemeinen keine Technik, kein Training, um unser Bewusstsein zu disziplinieren. Wenn ich in tiefem Gebet, in Kontemplation versunken bin oder still meinen Gedanken nachgehe – all das ist ja in der Meditation und der spirituellen Dimension von Yoga der Fall – muss ich in der Lage sein, mein Bewusstsein zu lenken und zu stabilisieren. Ich muss die Kraft meines Bewusstseins benutzen, um die Beziehung zu Gott zu erfahren».

Raja-Yoga, wie es die Brahma Kumaris unterrichten, ist sehr einfach zu erlernen. Man benötigt weder Mantra noch Musik, braucht keine bestimmte Körperhaltung einzunehmen und kann es überall, unabhängig von seinem Umfeld, praktizieren. «Das Besondere ist die Meditation mit offenen Augen», schreibt Sister Jayanti in ihrem 2002 im Verlag Penguin Books erschienen Buch «God's Healing Power – How Meditation Can Help Transform Your Life»: «Das ermöglicht mir, im Seelenbewusstsein zu sein, auch wenn ich mit der übrigen Welt in Verbindung bleibe». Meditation soll mehr bewirken als ein kurzfristiges, persönliches Wohlgefühl. Ziel ist es, in jeder Lebenssituation ein spirituelles Bewusstsein, die Verbindung zu Gott, zu bewahren.

Raja-Yoga als Bewusstseinsarbeit, die Auseinandersetzung mit Werten und spirituellen Methoden wird nicht mehr nur in der esoterischen Ecke praktiziert, sondern längst auch im Alltag, in der Erziehung und bei Management-Trainings. Mike George, Buchautor und Trainer u.a. in großen Wirtschaftskonzernen: «Ich praktiziere Raja-Yoga seit über zwanzig Jahren. Da ich in und für Organisationen arbeite, um Menschen zu helfen, mit Veränderungen und sich selbst besser zurecht zu kommen, ist für mich

Koschka Hetzer-Molden

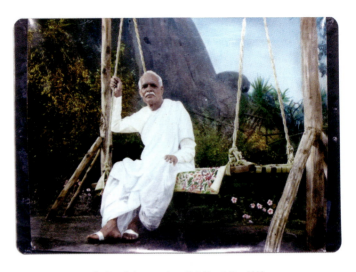

Brahma Baba vor seinem Tod, Mount Abu, 1969

Raja-Yoga die wirksamste Methode, Menschen zum Mittelpunkt ihrer Kraft und Energie zu führen». Anne Bonin etwa arbeitet mit Alten, Kranken und Sterbenden in einem Hospiz in Guatemala: «Einige Menschen können durch Raja-Yoga nicht mehr geheilt werden, sie sind in einem Endstadium. Andere, deren Körper noch in der Lage sind zu reagieren, werden geheilt. Diejenigen, die nicht mehr zu heilen sind, gewinnen aber am Ende doch noch Lebensqualität. Sie haben weniger Schmerzen, denken und fühlen anders. Wir versuchen, allen klarzumachen, dass Yoga und eine spezielle Ernährung wohltuend für ihre Gesundheit ist. Wohltuend für alle Menschen. Ich selbst bin ein Beispiel dafür. Früher war ich nervös, aggressiv und hatte Gastritis. Dann habe ich mit dieser Diät begonnen. Sie hat Körper und Seele beeinflusst und mein Leben verändert».

Zurück ins Land der Götter nach Mount Abu, wo Bruder Surya und seine Mannschaft bei Großveranstaltungen bis zu dreitausend Gäste betreuen. Der Chefkoch weiß viel über die fünftausend Jahre alte Tradition des Ayurveda, über die Wirkung dieser «Wissenschaft vom Leben» auf Körper, Geist und Seele. Die Kräuter

Essen für Körper und Seele

und Gewürze in den Speisen harmonisieren den Energiefluss im Menschen, entschlacken und helfen bei der Heilung von Krankheiten. Ingwer etwa ist gut und reinigend für den Magen, Fenchel soll bei Vergiftungen, Augenproblemen und gegen Diabetes wirken, Kreuzkümmel gibt gleichzeitig Energie und beruhigt. Die Wirkung indischer Kräuter scheint vielen Menschen im Westen unerschöpflich und geheimnisvoll, ist aber mittlerweile wissenschaftlich vielfach anerkannt. Wichtig ist die Zusammenstellung der rein vegetarischen Kost: sie muss alle Vitamine, Mineralien und Enzyme enthalten. Knoblauch und Zwiebel werden nicht verwendet. Sie sind, so Bruder Surya, zwar sehr gut für die Gesundheit, «aber unser Ziel ist spirituelle Reinheit. Und wir wissen, dass Knoblauch und Zwiebel sexuelle Gefühle stimulieren». Bruder Ashok assistiert: «Wenn wir Knoblauch, Zwiebel und Eier essen, löst das bestimmte Sekrete im menschlichen Hirn aus, die unsere Gedanken und Gefühle beeinflussen und zu mehr Körperbewusstsein führen, zu Lust, Zorn, Gier und Egoismus. Davon wollen wir uns aber befreien. Wenn wir Raja-Yoga praktizieren, ist das ein Hindernis. Wir wollen unser Seelenbewusstsein stärken».

Für das Österreichische Fernsehen drehe ich einen Film über den indischen «Zauberberg» in 1200 Meter Höhe. Auf der Terrasse vor dem großen Speisesaal machen wir ein Interview mit Bruder Surya, dem weisen Yogi und begnadeten Koch. Rund um unsere Kamera stehen viele seiner Mitarbeiter. Die sehen mich merkwürdig an, denke ich. Plötzlich die Erkenntnis: Ich habe eine Weste an, die wie echter Pelz aussieht. Ich sage ganz laut: «Das ist kein Tierpelz, das sieht nur so aus. Es ist Baumwolle!». Erleichtert kommt ein vielstimmiges Echo: «Es ist Baumwolle!». Männer und Frauen der Brahma Kumaris, kurz «BKs» genannt, ehren und respektieren alles Lebendige. Gewaltlosigkeit ist ihr Credo. Sie essen nichts, «was eine Mutter hat», und benutzen auch keine Tiere zu modischen Zwecken. Ihre Kleidung ist weiß, – weiß als Farbe der Reinheit und Einfachheit. Einfach und praktisch ist es für die Frauen der Brahma Kumaris auch, einen Sari zu tragen. «Man muss nie überlegen, was ziehe ich morgen an, unsere Gedanken sind frei für nützlichere Dinge», erklärt eine Brahma Kumari. So geht es auch den Männern, den Brahma Kumar. Sie tragen lange weiße Hemden mit Stehkragen, weiße Schals und bei Minusgraden eine Pudelmütze oder Kappe.

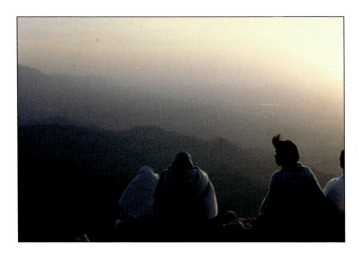

Baba's Rock –

Mit der Kamera begleiten wir Bruder Surya durch den Tag. Bei der Morgenmeditation um 4 Uhr früh gibt es zu wenig Licht, um Aufnahmen zu machen. Es ist Nacht. Dunkle, in große Kashmirtücher gehüllte Gestalten eilen die Stufen hinauf zur «Universal Peace Hall». Jemand macht mich freundlich darauf aufmerksam, dass um diese Zeit Männer und Frauen getrennt sitzen. Es ist eine stille Stunde. Kein Meditationskommentar, keine Musik. Die Yogis nennen es «Nektar-Zeit»: die Atmosphäre ist klar und rein und die Zeit scheint unendlich... Das Fernseh-Team schläft noch. Ich möchte das auch tun. Ich bin müde. Ich beschließe, nie wieder zu einer Vier-Uhr-Meditation zu gehen. Oder vielleicht später einmal... Vor dieser ersten Meditation bei Anbruch des Tages kann man sich aus einem großen Kessel in der Küche heiße Büffelmilch holen – oder Chai, einen speziell zubereiteten Tee. Den kann man übrigens den ganzen Tag lang aus einem großen Topf «zapfen», wann immer man dazu Lust hat. Teeblätter werden lange in Wasser und/oder Milch gekocht, Ingwer, Zimt und Kardamom sind auch dabei. Viele bevorzugen auf nüchternen Magen abgekochtes, heißes Wasser. Wasser ist in Indien sehr kostbar. Dadi Prakashmani, die Chefin der gesamten Institution, lässt bei großen Kongressen riesige Wasser-Container auf den Mount Abu bringen. Die

Essen für Körper und Seele

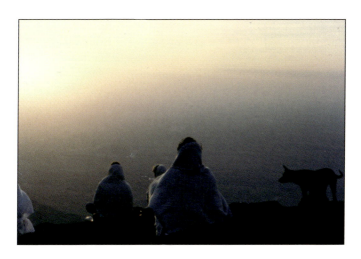

Meditation bei Sonnenuntergang

Gäste sollen alles haben, was der Körper verlangt. Für die Seele wird ohnehin gesorgt. Spiritualität ist für die Brahma Kumaris ohne den Körper nicht denkbar. So schreibt Sister Jayanti: «Ich bin nicht mein Körper, der Ort, in dem ich wohne. Aber ich bin für ihn verantwortlich, für seine Erhaltung, für sein Wohlbefinden. Immerhin verbringe ich eine ziemlich lange Zeit in ihm. Wenn ich meinen Körper sauber, wohlriechend und gesund erhalte, kann ich bequem in ihm leben». Meditation ernährt die Seele, reine Nahrung den Körper.

Um 7 Uhr beginnt die zweite Meditation in der «Universal Harmony Hall» mit leiser Musik und einem Meditationskommentar, gesprochen von einer erfahrenen Yogi. Jede Veranstaltung beginnt mit den Worten «OM SHANTI», was so viel bedeutet wie: «Ich bin eine Seele voller Frieden». Jetzt sind auch viele «Double Foreigners» dabei, so hat «Baba», der Gründer, die Menschen genannt, die aus dem Ausland kommen. Meditativ geht es auch auf dem anschließenden halbstündigen Spaziergang zu. Unter der Aufsicht eines Yogis wandern die Gäste in einer langen Schlange schweigend durch die bizarre, karge Landschaft mit ihren verfallenden Palästen und den vielfach unkontrolliert abgeholzten Wäldern. Einst war hier ein Zentrum fürstlichen Lebens ...

Der Betrieb in Bruder Suryas Großküche beginnt morgens um fünf Uhr dreißig. Zunächst gibt es eine kurze Meditation für die Mitarbeiter, um gute Gedanken einzuspeisen. Die Frauen in der bunten Kleidung der Rajasthani kommen aus den umliegenden Dörfern. Hier können sie etwas Geld verdienen, viel Arbeit gibt es nicht in dieser Gegend. Sie sitzen im Yogasitz am Boden und putzen Berge von Gemüse. Die indische Gemüseküche ist reichhaltig. Es gibt grüne Bohnen, Karotten, Kraut, Paradeiser, Spinat, Karfiol, Melanzani und Kartoffeln. Fast zu jeder Mahlzeit werden Linsen in vielen Variationen angeboten. Vieles ist dem Europäer vertraut, nur die Gewürze machen den Unterschied im Geschmack. Sehr exotisch ist für uns «Lati», eine Art Gurkengemüse, das mit Bockshornklee gewürzt wird. Im Nebenraum bereiten weißgekleidete Männer riesige Töpfe und Pfannen vor. Viele von Bruder Suryas Köchen haben intellektuelle Berufe, unter ihnen gibt es Philosophen, Naturwissenschaftler, Ethnologen oder Ingenieure aus vielen Teilen von Indien. Im «Honigwald» machen sie für ein bis zwei Monate freiwillig Dienst an der Gemeinschaft. Die Menschen, die hier kochen, meditieren seit vielen Jahren. Kochen lernen sie vom Küchenchef. Auch er war ursprünglich Wissenschaftler. Als junger Mann nannte man ihn einen «Gott in Mathematik». Surya hat sich für einen anderen Weg entschieden – für Stille, Meditation und die Suche nach Gott. Täglich rattert er am späten Nachmittag mit seinem Moped zu «Baba's Rock», seinem Lieblingsplatz. Hier hatte der Gründer der Organisation, Brahma Baba, regelmäßig bei Sonnenuntergang meditiert. Von diesem Felsen aus sieht man weit über die Berglandschaft von Rajasthan.

Bruder Surya, sein Name bedeutet «Sonne», kocht nicht nur mit positiven Schwingungen, sondern auch mit Sonnenenergie. Seine Solarküche wurde zum Vorzeigeprojekt für viele indische Ingenieure, ja für Fachleute aus aller Welt. Schon von weitem sieht man riesige Spiegel auf dem Dach des dreistöckigen Speisekomplexes. Dieses Forschungsprojekt, finanziert von einer deutschen Institution und der indischen Regierung, leitet Golo, ein Zimmermann aus Frankfurt. Er beschloss, hier in den Bergen von Rajasthan zu leben und für die Brahma Kumaris als Techniker zu arbeiten. «Früher verbrauchten wir monatlich rund fünfzehntausend Liter Kerosin zum Kochen. Durch den Sonnenkocher sparen wir jetzt ungefähr 60–70% der Kosten ein. Die riesigen Spiegel auf dem Dach sind eine sehr einfache Konstruktion. In jedem kleinen Dorf können sie von relativ gut ausgebildeten Metallarbeitern nachgebaut werden. Früher hat man Solarkraftwerke gebaut, um Strom zu erzeugen, heute geht es um Dampf. Wir brauchen den Dampf direkt zum Kochen».

Und es wird viel gekocht in Madhuban! Dreimal täglich gibt es warmes Essen. Morgens und abends sind die Speisen leichter, mittags kräftiger. Reis, Kartoffeln und Linsen in allen Variationen sind immer dabei. Man nennt die geschälten und halbierten Linsen oder Erbsen «Dal». Dal enthält Eisen, Vitamine und noch mehr Proteine als Fleisch, meint Bruder Surya. Die Dal-Suppe schmeckt u.a. nach Lorbeer, Zimt, Kreuzkümmel, Koriander, frischem Ingwer und Chili. Dazu isst man Chapati, hauchdünnes Fladenbrot, hergestellt aus Mehl, Wasser und Salz. Das gibt es auch zum Frühstück, das zwischen 8 und 9 Uhr eingenommen wird. Für uns «Double Foreigners» gibt es zusätzlich frisch gerösteten Toast mit Pflanzenbutter und Marmelade. Ziemlich lecker übrigens. Wer will, bekommt Kaffee, – auch wenn das ein wenig die Sinne einheizen mag... Besser schmeckt der wunderbar gewürzte und natürlich mit Liebe gekochte Chai. Die Gäste nehmen sich einen «Thali», einen Metallteller mit niedrigem Rand und stellen sich bei verschiedenen Gäste-Lines an. Es gibt Essen für den europäischen Geschmack, also milder, und es gibt wirklich scharf Gewürztes. Dazu wird dringend Jogurt empfohlen, das die Magenwände schützt. Chutney aus Gemüse und Früchten, süß und scharf zugleich, wird ebenfalls in der «Sonnenküche» hergestellt. Bei größeren Kongressen müssen alle Anhänger der Brahma Kumaris beim Austeilen der Speisen mithelfen. Auch die, die aus dem Ausland kommen, aus Europa, den USA, Südamerika, Australien und den Philippinen. Hier am Buffet treffen wir auch Riki und Angie aus Österreich. In Wien leiten sie ein kleines Brahma-Kumaris-Zentrum im 17. Gemeindebezirk. Auch dort leben sie nach Suryas Speisephilosophie, wenn auch die indische Gewürzvielfalt fehlt.

Die Vorbereitungen für Mittag- und Abendessen laufen in Bruder Suryas Küche nach gleich bleibendem Muster ab. Die Kochtöpfe werden mit Dampf aus großen Rohren gespeist, Köche rühren mit riesigen Kochlöffeln rhythmisch in gusseisernen Pfannen um oder braten auf heißer Kochplatte das Fladenbrot aus

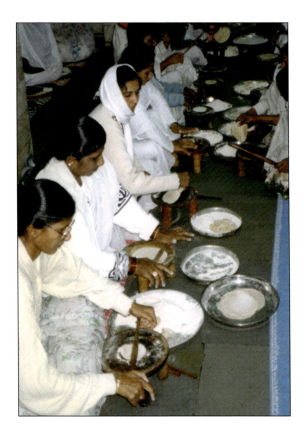

In Bruder Suryas Küche werden «Chapatis» vorbereitet

dem geschmeidig gekneteten und auf kleinen Holzhockern ausgerollten Teig. Verhungern muss man auch am Nachmittag nicht: alte Frauen mit großen Körben sitzen auf der Veranda und bieten jedem, der Lust darauf hat, «Stanitzln» aus Zeitungspapier mit in Öl gebackenen Kartoffelchips an und murmeln dabei «OM SHANTI».

Auf dem Campus dieser «University for a Better World» mit ihren vielen Gebäuden, Brunnen und Gärten geht es nicht immer still und meditativ zu. Die Menschen hier lachen viel, gehen spazieren, diskutieren oder kaufen in dem kleinen Shop von Bruder Ramesh duftende Öle, Crémen oder Räucherstäbchen mit Rosenduft ein. Doch mehrmals am Tag wird, wie durch ein Wunder, plötzlich alles bewegungslos und ruhig. Aus knarrenden Lautsprechern hört man auf dem gesamten Gelände für einige Minuten sanfte Musik. Es ist «Traffic-Control»! Jedes Gespräch, jede Arbeit wird unterbrochen, um in Stille zu gehen und zu meditieren. Dann löst sich dieses ‹lebende Bild› schlagartig wieder auf, alles geht wie gewohnt weiter, als wäre nichts geschehen. Salopp gesagt ist es eine erfrischende Methode, sich seelisch und geistig wieder ‹auf die Reihe› zu bringen.

Außer den Meditationskursen gibt es Plenarveranstaltungen, Vorträge und Arbeitsgemeinschaften zu verschiedensten Themen. Dabei geht es um Werte, um Visionen für eine bessere Welt und vor allem um Modelle für den Frieden, dessen Ursprung in der Seele jedes einzelnen geweckt wird. Es geht um soziale Fragen, um Erziehung und Gesundheit – je nachdem, aus welchem Berufsbereich die Gäste kommen. Wenn man alles noch etwas genauer wissen möchte, empfiehlt sich ein Einzelgespräch, etwa mit Antony Strano. Bruder Antony, ein heiterer Philosoph, Lehrer und Erzieher in geistig-seelischen Fragen, schickt mit wunderbarer Klarheit Raja-Yoga-Interessierte auf die «innere Reise», zu den Quellen ihrer eigenen Kraft.

Ich frage Antony, ob ein wenig Stress und Ärger nicht einfach zum Leben gehören ...

Der Brahma Kumar findet das nicht: «Wenn wir über Bewusstsein, Gedanken oder Werte sprechen, finden das viele Menschen ein wenig abstrakt. Sie meinen, das hätte nichts mit der Wirklichkeit zu tun. Wirklichkeit bedeutet für sie: Wettbewerb, Kampf, es einfach schaffen! Ich finde Stress und Ärger nicht normal. Wenn das normal wäre, würden die Menschen zufrieden sein. Aber sie sind es nicht!» Der Yogi, der selbst Vorträge und Seminare in vielen Ländern Europas hält, möchte helfen und Anregungen zu einem glücklicheren Leben geben – bekehren will er niemanden. «Ich nehme den Tag an, wie er kommt, ich verbessere ihn, wo ich kann. Ich denke darüber nach, was ich besser machen könnte. Es gibt aber Dinge oder Menschen, die ich nicht verändern kann, vielleicht habe ich auch nicht das Recht dazu. Ich möchte sie akzeptieren wie sie sind».

So finden die Yogis es auch ganz in Ordnung, wenn Gäste, die hierher kommen, um ihr Leben ein wenig zu verändern, zuhause wie früher weiterleben. Oder fast wie früher. Ein Brahma Kumar, der uns Fernsehleute außerhalb des Campus rauchen sah, meinte nur: «Rauchen Sie nur. Im nächsten Jahr sind Sie schon besser dran!». Vielleicht etwas weniger Zigaretten und weniger Alkohol, aber sicher viel mehr Gemüse statt Fleisch, so geht es vielen Besuchern daheim nach einem Aufenthalt im «Honigwald». Zumal Bruder Surya ja schmackhaft kocht und sein Essen genussreich aussieht, satt und nie müde macht. Körper und Geist bleiben auch nach den Mahlzeiten wach. Und da ist natürlich die positive Einstellung des Bewusstseins, an die Sister Kiran, Leiterin eines BK-Zentrums in Kanada, wieder erinnert: «Auch Menschen, die nicht auf einem dauerhaften spirituellen Weg sind, aber mit positiven Gedanken kochen, werden ihre Familie viel besser ernähren als jemand, der in Eile und schlechter Stimmung ist. Zum Beispiel eine Mutter, die das Essen mit sehr viel Liebe zubereitet. Viele Menschen, die im Restaurant essen, haben hinterher vielleicht Kopfschmerzen oder schlechte Laune. Es kann sein, dass die Köche das Essen mit ihren schlechten Schwingungen beeinflusst haben. Die Art, wie die Speisen zubereitet werden, macht den Unterschied».

Wenn die Töchter und Söhne Brahmas auf Reisen gehen, was häufig vorkommt, müssen sie dennoch nicht auf ihr spirituell zubereitetes Essen verzichten. Sie nehmen es einfach mit und werden auch überall auf der Welt von den jeweiligen BK-Zentren versorgt. Wenn sie aber bei Menschen, die nicht spirituell leben, eingeladen sind, folgen sie dennoch ihrer Essens-Philosophie und wählen mit Bedacht aus: Salat, Brot, Jogurt, Obst und Fruchtsäfte. Dabei geben sie dem, was sie essen, «Drishdi», sie «reinigen» die Speisen mit guten Gedanken. Mit «Drishdi», einem tiefen Blick voller Frieden, Reinheit und Energie, wird die Nahrung im Auge und in der Seele des Betrachters veredelt.

Wenn Besucher in Madhuban eintreffen, werden sie nicht mit einem Drink begrüßt, sondern mit «Tolis» gefüttert. «Double Foreigners» nennen das Götterspeise! Tolis sind kleine süße Köstlichkeiten aus Honig, Mandeln, Nüssen und Kokos. Man kann sie nicht einfach in den Mund stecken und aufessen. Einen Toli zu bekommen ist etwas Besonderes! Er wird mit «Drishdi» überreicht, diesem tiefen Blick voller Verbundenheit mit dem Göttlichen. Es ist ein Ritual, ein Zeichen auch der Liebe und Freundschaft zu den Töchtern und Söhnen Brahmas. Selbstverständlich werden diese Süßigkeiten in vielen bunten Variationen liebevoll in Bruder Suryas «Sonnenküche» hergestellt. Nach alter indischer Tradition werden Gäste im Honigwald wie Götter bewirtet!

Literaturverzeichnis

BK Jayanti, «God's Healing Power – How Meditation Can Help Transform Your Life», Penguin Books, 2002

Brahma Kumaris, «Food & Soul», Health Communication Inc.

Anfragen: «Brahma Kumaris World Spiritual University», Global Cooperation House, 65 Pound Lane, London NW 10 2HH, E-mail: London@bkwsu.com, www.bkwsu.com

KLAUS ZAPOTOCZKY

Zur Bedeutung «fernöstlicher Heilkunst» für das Wohlbefinden

1.

EINLEITUNG

In der sogenannten westlichen Welt haben in den letzten Jahren und Jahrzehnten die Erwartungen der Menschen hinsichtlich eines persönlichen Wohlbefindens stark zugenommen und in manchen Bereichen bzw. für einige (kleine) Gruppen sind viele dieser Erwartungen auch erfüllbar geworden. Für eine wachsende Gruppe sind diese Erwartungen aber zur Quelle latenter Unzufriedenheit geworden und haben auch Zweifel an der Machbarkeit begonnen. Aber lange Zeit herrschten Schlagworte wie «Alles ist machbar» oder «Alles ist möglich» (zumindest im Land der unbegrenzten Möglichkeiten, den USA, für diejenigen, die über die nötigen – materiellen – Ressourcen verfügen) und drücken eine umfassende Machbarkeit aus. Nicht zuletzt auch deshalb war der 11. September 2001 ein so großer Schock für viele Amerikaner.

Längst vorher haben Menschen bei persönlichen, krisenhaften Ereignissen, vor allem auch im Gesundheitsbereich, schmerzlich zur Kenntnis nehmen müssen, dass auch im entwickelten Westen eben doch nicht alles möglich sei, und manche von diesen Betroffenen haben sich anderen Kulturkreisen und ihren Errungenschaften zugewandt und versucht, auf diese Weise die gegebenen Möglichkeiten zu erweitern. Man kann in jüngerer Zeit geradezu einen Boom in diese Richtung feststellen. Erkenntnisse und Ansätze der Traditionellen Chinesischen Medizin sind dafür Beispiele, aber auch auf afrikanische, lateinamerikanische und pazifische Erfahrungen und Praktiken wird von manchen zurückgegriffen und auch Pharmafirmen wollen sich das Wissen über alte traditionelle Wirkstoffe nutzbar machen.

In diesem Beitrag sollen Gedanken hinsichtlich des Einflusses der fernöstlichen Medizin für die Gesundheit in Europa entwickelt, dabei besonders der ganzheitliche Ansatz betont und für die Situation in Europa nutzbar gemacht werden. Eigene Reflexionen sollen dem Gedanken gewidmet werden, dass die moderne westliche Medizin ein Sonderproblem der weltweiten Entwicklung der Gesundheit darstellen könnte und dass wir uns mit der Vorstellung anfreunden sollten, dass dieser Sonderweg nur oder vor allem als subsidiärer, eingebettet in eine umfassende Sicht von Gesundheit, sinnvoll ist. Anschließend werden die Gestaltungsmöglichkeiten von Lebensstil und Umwelt behandelt und abschließend das Gesundheitsziel der WHO, ein vollkommenes Wohlbefinden, einer kritischen Reflexion unterzogen.

2.
ZUM GANZHEITLICHEN ANSATZ DER FERNÖSTLICHEN HEILKUNST

Zum Unterschied von vielen landläufigen Auffassungen in Europa im Allgemeinen und in Österreich im Besonderen[1] ist individuelle Gesundheit im fernöstlichen Kontext kein zentrales Lebensziel, sondern eher ein Mittel, die zentralen Lebensziele zu erreichen. Auffassungen wie «Gesundheit ist das wichtigste» würden in den meisten fernöstlichen Gesellschaften traditioneller Weise so nicht geäußert werden. Rationalisierung und Individualisierung haben im Prozess der Aufklärung viele neue Ansätze entwickelt und im Prozess der Säkularisierung auch von allem religiös-weltanschaulichen Aspekt «gereinigt», sodass eine innerweltlich fundierte eigenständige Wissenschaft von der Medizin entstanden ist, die viele Möglichkeiten eröffnet, aber auch Gesamtzusammenhänge verstellt hat. Viele Europäer spüren dieses Fehlen in diffuser Weise und suchen nun die Zusammenhänge in der fernöstlichen, z.B. der Traditionellen Chinesischen Medizin. Viele Aspekte dieser anderen Heilkünste werden von Berufeneren in diesem Buch behandelt, sodass ich mich hier darauf beschränken möchte, zu betonen, dass die Traditionelle Chinesische Medizin eingebettet

ist in ein dynamisches Gleichgewichtsstreben, das für die chinesische Philosophie, z.B. den Taoismus, typisch ist. Eine Grundhaltung, nämlich das Vertrauen in das Universum, sticht dabei hervor und viele Menschen in der westlichen Welt haben daraus den (falschen) Schluss gezogen, dass der Taoismus in der heutigen, problembeladenen Zeit nur wenig praktischen Nutzen bietet.[2] Page führt drei Fakten gegen diese Ansichten an:
1) Das Yin-Yang-Gleichgewicht ist ein dynamisches Gleichgewicht und kein statischer Ruhezustand,
2) Das Yin-Yang-Gleichgewicht ist nicht auf die Menschen angewiesen, im Gegenteil, ein selbstverwirklichter Mensch erkennt seine Abhängigkeit von Yin und Yang,
3) fast alle taoistischen Aktivitäten, wie viele Tätigkeiten in Politik, Kunst und Medizin, sind praktisch und nützlich.

Das wachsende Unbehagen in den westlichen Gesellschaften und bei Menschen, von denen wir sagen. «Diese Menschen haben alles», ist ein Zeichen dafür, dass bei Veränderungen, die in den letzten Jahren und Jahrzehnten eingetreten sind bzw. stattgefunden haben, grundlegende kosmische Gesetze nicht beachtet wurden. Ein solches Prinzip, das für den Taoismus grundlegend ist, «ist das Konzept der Gegensätzlichkeit von Positivem und Negativem, das die Chinesen Yin und Yang oder als den azurblauen Drachen und den weißen Tiger bezeichnen».[3] Das Zusammenspiel von Yin und Yang kennzeichnet alle Lebensbereiche, und der einzelne Mensch sollte in dieses dynamische Gleichgewicht so wenig wie möglich eingreifen. Was aber einmal begonnen wurde, sollte mit größter Aufmerksamkeit weitergeführt werden.[4] Am Beispiel der Medizin lässt sich belegen, dass – weltweit gesehen – die traditionelle Medizin dominiert und die moderne, westliche Medizin lediglich eine interessante Ergänzung darstellt. Rund 80% der Menschen vertraut – nach Schätzungen der WHO – auf die traditionelle Medizin. Außerdem wenden sich viele Menschen der westlichen Welt der Meditation, gesunder Ernährung und östlichen Religionen zu, entwickeln ein gesteigertes ökologisches Bewusstsein und sind zugleich der Meinung, dass all dies zu ihrer Gesundheit beiträgt. Außerdem nimmt eine Haltung deutlich zu, die aus moderner westlicher Medizin und den Erkenntnissen der fernöstlichen Heilkunst das jeweils Beste kombinieren möchte.

Der taoistische Arzt geht davon aus, «dass der Körper ein komplexes Gebilde aus Energiefeldern ist»[5] und dass die Menschen komplexe Kreaturen im physischen, geistigen und spirituellen Sinn sind. Für Page steht fest,[6] «dass alles Lebendige, um überleben zu können, auf Symptome der Homöostase angewiesen ist». Die Existenz des Menschen und des Universums ist nur dann möglich, «wenn das Yin-Yang-Gleichgewicht, geregelt durch die fünf Wandlungsphasen in der Natur und im Menschen, aufrechterhalten wird».[7]

Für die taoistische Medizin deutet Krankheit immer darauf hin, dass der gesamte Energiekreislauf gestört ist und korrigiert werden muss, «damit Körper und Geist wieder ins Gleichgewicht kommen». Je früher die Diagnose gestellt wird, desto besser, und in vielen Fällen lässt sich eine solche Energiestörung relativ frühzeitig feststellen.[8] Zu diesem Zweck fühlt der taoistische Arzt den Puls an 12 Stellen, erkennt damit «die Beschaffenheit von Ch'i (unter dem die Chinesen den Urgrund allen Seins verstehen, der sich uns als Energie offenbart) in jedem Meridian und kann aufgrund von Unregelmäßigkeiten Krankheiten feststellen, noch bevor sie zum Ausbruch kommen.»[9] Die Wiederherstellung des Gleichgewichts und damit «die Vorbeugung und Heilung von Krankheiten durch Lenkung des Ch'i erfolgt wiederum mit Hilfe der Meridianbahnen, auf die man jedoch nicht direkt einwirken kann. Die einzigen Stellen, an denen der Energiestrom wirksam und vorhersehbar kontrolliert werden kann, sind die Akupunkturpunkte.»[10] Diese Punkte können durch Einstiche (Punktur), aber auch durch Akupressur, Massage und Wärmebehandlung angeregt werden. Auch andere Völkerschaften, Indios, Afrikaner und Eskimos bedienen sich ähnlicher Praktiken.

Außer diesen Beeinflussungen der Akupunkturpunkte kennt man in der taoistischen Medizin die Verwendung von Heilpflanzen als natürliche Heilmittel und die Heilpflanzenliste von Li Chih Shen aus dem 16. Jahrhundert wird heute noch in China verwendet und von WHO, Ford Foundation und anderen Institutionen weiterentwickelt.

Andere taoistische Heilmethoden, die auch ohne Hilfe eines Arztes verwendet werden, sind entsprechende Atemübungen und verschiedene Diäten. Besondere Beachtung wird in der chinesischen Medizin der richtigen Ernährung beigemessen. Makrobiotiker und

Taoisten sind sich einig, «dass Krankheiten durch ein gestörtes Gleichgewicht zwischen Yin und Yang im Körper verursacht werden.»[11] So gesehen ist Makrobiotik mehr als eine Ernährungsweise und eine Alternative Medizin: «Sie ist ein moderner Way of Life mit stark taoistischem Einschlag»[12]. Eine richtige taoistische Diät (Chi´ang Ming) ist sehr streng (Verbot aller industriell vorgefertigten Getreide-Produkte, Kaffee, Alkohol, Süßigkeiten, Gewürze, Essig, viele Fische, Rind- und Lammfleisch, Milchprodukte, Eier und viele Fette) und «es wird behauptet, dass sich nach dreijähriger strikter Einhaltung dieser Diäte das Gewebe von Organen, Fleisch und Muskeln von Grund auf erneuert hat.»[13]

Zusätzlich zu diesen weitverbreiteten ärztlichen Behandlungsmethoden ist noch die Magie zu erwähnen, die zwar nicht mehr so verbreitet ist wie früher, aber doch eine große Bedeutung hat. Auch aus Studien in den Industrieländern ergibt sich, dass es bis zu 60% der Patienten besser geht, wenn ihnen Placebos (wirkungslose Tabletten) verabreicht werden. Es scheinen diese Wirkungen aber auf psychische Heilenergiemuster rückführbar zu sein.

Über diese individuellen Heilungsmuster hinaus ist sich der Taoist aber auch des Eingebettet-Sein des Menschen in sein soziales Umfeld, der Verbindung mit allem Lebendigen und schließlich mit dem Universum bewusst. Diese ins Spirituelle gehenden Ansätze betten den einzelnen Menschen (und seine Krankheiten) in ein gesamthaftes Wirkungsfeld ein, das für seine Gesundung und sein Wohlbefinden entscheidend ist.

Zusammenfassend kann gesagt werden, dass der einzelne Mensch in der taoistischen Medizin als integraler Bestandteil eines Weltganzen und seiner dynamischen Energieflüsse verstanden wird und daher nie losgelöst von diesen Gesamtzusammenhängen gesehen und behandelt wird. Auch die Menschen in den modernen Gesellschaften empfinden Vereinzelung und Isolierung zunehmend als Beeinträchtigung und entwickeln Wünsche nach einem Gesamtverständnis der Welt, des Kosmos, der Umwelt, insbesondere auch der sozialen Umwelt und der eigenen Existenz als einem komplexen Gebilde von Körper, Geist und Seele. Diese (geheimen) Sehnsüchte werden eher in fremden Kulturen, z.B. der chinesischen Medizin, gesucht, weil die Beziehungen zu vergleichbaren Ansätzen in Europa verloren gegangen sind.

3.
Ganzheitliche Ansätze von Gesundheit in Europa

Die Weltgesundheitsorganisation (WHO) hat nach dem Zweiten Weltkrieg – zum Teil in (heftigen) Auseinandersetzungen mit Organisationen der ärztlichen Standesvertretung und der Sozialversicherungsanstalten – Gesundheit als Zustand vollkommenen physischen, psychischen und sozialen Wohlbefindens definiert und ist damit von der lange Zeit praktizierten negativen Abgrenzung von Gesundheit als Freisein von (bestimmten) Krankheiten abgegangen. Später setzte sich die Überzeugung durch, dass ein solcher Zustand als Dauerzustand kaum möglich ist und man hat die Gesundheitsauffassung dynamisiert und die verschiedensten Gesundheitstätigkeiten als Anstreben eines Zustandes des vollkommenen physischen, psychischen und sozialen Wohlbefindens bezeichnet. In allen Lebensbereichen sollte Gesundheit angestrebt werden und der sogenannte Setting-Ansatz versuchte und versucht, dem gerecht zu werden: Gesunde Städte, gesunde Unternehmen, gesunde Arbeitsplätze, gesunde Schulen usw. werden angestrebt und dafür Programme entwickelt. Andere Aktivitäten sind auf gesunden Lebensstil, gesunde Umwelt, bürgernahe Gesundheitsversorgung und die Konzentrierung von Maßnahmen – zumindest regionsweise, wenn nicht global – auf bestimmte Krankheiten, besondere Bevölkerungsgruppen und nachteilige Lebenssituationen gerichtet. Nur zum Teil sind diese Maßnahmen medizinisch gestaltbar, häufig sind politische, ökonomische und soziale/kulturelle Barrieren zu überwinden. Multidisziplinäres und vernetztes Vorgehen ist daher notwendig.

Peter Aggleton hat in jüngerer Zeit ein ganzheitliches Gesundheitskonzept vorgelegt,[14] das eine neue, vertiefte Gesamtsicht von Gesundheit ermöglicht.In vier konzentrischen Kreisen versucht Aggleton die zentralen Zusammenhänge von Gesundheit zu erfassen, und es wird vieler Überlegungen bedürfen, herauszufinden, wie sich die einzelnen Bereiche beeinflussen. Einige interessante Zusammenhänge wurden schon entdeckt, wie sich z.B. bei den psychosomatisch bedingten Krankheiten feststellen lässt, anderes liegt noch im Dunkeln. Manches wurde zufällig entdeckt, weniges durch systematische fächerübergreifende Forschung an Erkenntnissen gewonnen.

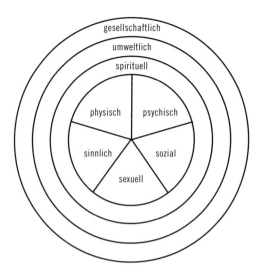

Abb. 1: Ganzheitliche Sicht von Gesundheit nach Aggleton

Auch die WHO hat Zusammenhänge von physischen, psychischen und sozialen Aspekten für das Wohlbefinden betont, Aggleton fügt dem die Aspekte des Sexuellen und des Sinnlichen hinzu. Sexualforscher haben immer wieder – manchmal in sehr extravaganter Weise – auf den Einfluss der Sexualität auf das Gesamtwohlbefinden hingewiesen, und bei verschiedenen Krankheiten hat man Zusammenhänge mit eingeschränktem Sinneswahrnehmen, schlechtes Sehen, schlechtes Hören, keinen Geschmack haben, nicht riechen können usw. wahrgenommen. Neuere Untersuchungen haben auch bestätigt, dass die verschiedenen Sinnesorgane auf Betäubungsmaßnahmen unterschiedlich (rasch) reagieren und dass manche Krankheiten (z.B. Parkinson) mit dem Verlust bzw. der Beeinträchtigung bestimmter Sinneswahrnehmungen zusammenhängen.

Die Unterscheidung verschiedener Selbstmordtypen bei Durkheim[15] verweist darauf, dass soziale Aspekte von großer Bedeutung sind und es ist klar, dass zwischen einem Wohlbefinden auf der einen Seite und dem Entschluss, sich umzubringen, eine ganze

Fülle von nuancierten Verhaltensmöglichkeiten und unterschiedlichen Wohlbefindensstufen liegt. Sowohl die objektive als auch die subjektive Wohlbefindenssituation und auch die jeweiligen sozialen Befindlichkeiten haben Einfluss auf die Gesamtbefindlichkeit. Dabei muss festgehalten werden, dass gleiche Situationen auf verschiedene Individuen unterschiedlich wirken, dass auch die zeitliche Komponente und die jeweilige soziale Situation Einfluss haben und dass die Sinn- und Hoffnungskomponenten in ähnlichen Situationen divergierend wirken können.

In der europäischen technisierten Medizin sind solche Aspekte stark in den Hintergrund getreten, was viele Patienten und auch manche Ärzte belastet und dazu führt, dass außereuropäische Heilmethoden an Ansehen gewinnen, obwohl auch in der europäischen Tradition Vergleichbares zu finden ist. Ein – aus welchen Gründen immer – als sinnlos angesehenes Leben gewinnt auch durch eine «gute Gesundheit» ihren Sinn nicht wieder. So gesehen ist auch die spirituelle Dimension lebenswichtig.

Die Umweltdimension muss zumindest in drei Bereichen auf ihren Beitrag zum Wohlbefinden untersucht werden: Die physische, die psychische und die soziale Umwelt. Die Missachtung der Eigengesetzlichkeit der Natur, d.h. der physischen Umwelt, kann sowohl zur Vernichtung der Lebensmöglichkeiten für die Menschen auf dem Planeten Erde führen als auch dazu, dass durch Veränderungen grundlegender Art die Lebensmöglichkeiten stark verändert, d.h. verringert, werden. Für die Taoisten ist der Gedanke der «Verbundenheit» entscheidend: «die Verbundenheit eines Individuums mit allen anderen, mit den Tieren, der Natur, Gaia und dem ganzen Universum».[16] Auch in den modernen Gesellschaften gewinnen Ökologie-Bewegungen und andere Bewegungen, denen bewusst geworden ist, dass wir alle im gleichen Boot sitzen, an Bedeutung.

Die gesellschaftliche Dimension des Wohlbefindens weist darauf hin, dass nur durch weltweite Solidarität, durch friedliches Zusammenleben weltweit gesehen und durch konstruktives Denken aller in jeder gefährlichen Situation ein allgemeines Wohlbefinden und damit ein Wohl aller Einzelnen aufgebaut werden kann. Wohlbefinden ist nicht nur eine höchst persönliche Angelegenheit, es hat notwendig eine allgemeine, eine gesellschaftliche Dimension. Vereinzelt kann sich niemand auf Dauer wohl fühlen.

4.
Die moderne Medizin als subsidiäres Sonderprogramm

Ausgehend vom Patientenflussmodell von Bennett scheint es die beste Gesundheitsmaßnahme zu sein, wenn es gelingt, in das differenzierte Gesundheitswiederherstellungssystem gar nicht einzutreten, sondern schlicht gesund dahinzuleben.[17]

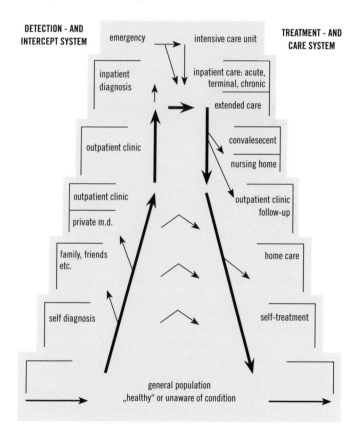

Abb. 2: Patientenfluss-Modell nach Bennett

Klaus Zapotoczky

Die erste und zentrale Frage eines verantwortlichen Gesundheitssystems muss daher sein: Wie können möglichst alle Menschen, solange wie möglich, gesund bleiben, wie kann Gesundheit gefördert und Krankheit vermieden werden? Die zweite Frage muss die Frage nach der geringstmöglichen Beanspruchung des Gesundheitssystems sein. Wie kann mit möglichst einfachen (und kostengünstigen) Mitteln das Auslangen gefunden werden und wie kann jeweils die Entsprechung von Krankheit und Behandlung sichergestellt werden? Wie kann erreicht werden, dass die jeweils notwendige Behandlung erfolgt und keine «Überbehandlung» mit vielleicht für den Kranken negativen Folgen eintritt? (Auch in der ärztlichen Behandlung soll nicht mit Kanonen auf Spatzen geschossen werden).

In allen Berufsfeldern, vor allem aber in der Medizin, soll die jeweilige Tätigkeit als Dienst am Menschen und seinen jeweiligen Bedürfnissen verstanden, eine entsprechende Berufsethik entwickelt und das Berufsfeld nicht als Sphäre von Machtausübung missverstanden werden. Immer wieder haben die Menschen Produktionsfaktoren als Machtfaktoren und Machtausübungsmöglichkeit (miss)verstanden, etwa nach den Slogans: Geld regiert die Welt, Wissen ist Macht, der Grundherr befiehlt über die Grundpächter (Hintersassen), der Lehensherr über die Lehensnehmer. Würde man den Slogan «Wissen ist Macht» auf das ärztliche Wissen anwenden, könnte die Konsequenz sein: Ärztliches Wissen ist Macht über Leben und Tod und die «Götter in weiß» entscheiden über unser aller Schicksal. Auch wenn manche Ärzte so denken und handeln und dabei (materielle) Erfolge haben, bleibt eine solche Einstellung unmoralisch. Aber es genügt nicht, ethische Bedenken anzumelden. Ausbildungsinstitutionen und alle Einrichtungen des Gesundheitssystems müssen so gestaltet werden, dass eine entsprechende Qualität gesichert ist. Dabei ist an folgende vier Qualitätsaspekte zu denken:
1) Ergebnisqualität, die vor allem darin besteht, dass der Patient wieder gesund wird.
2) Strukturqualität, die vor allem darin besteht, dass taugliche Strukturen aufgebaut und funktionstüchtig erhalten werden.
3) Prozessqualität, die vor allem darin besteht, dass der Behandlungsprozess so gestaltet wird, dass der Gesundungsprozess in optimaler Weise verläuft.

4) Humanqualität, die vor allem darin besteht, dass die Menschenwürde und Integration der zu behandelnden Person so geachtet wird, wie es der behandelten Person entspricht, was unter den verschiedenen Umständen eine entsprechende Kenntnis der jeweiligen Lebensumstände der behandelten Personen erfordert.

Besonders im Gesundheitssystem und besonders den schwerkranken und spezifisch behinderten Personen gegenüber ist den allgemeinen Lebensherausforderungen, die auch hierarchisch auf drei Ebenen liegend verstanden werden können, entsprechend zu genügen.

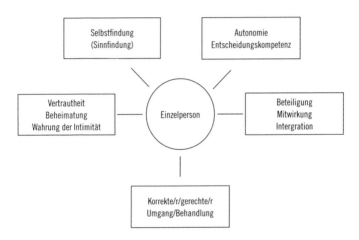

Abb. 3: Allgemeine Lebensherausforderungen

Die Mindestaufgabe und Basis stellt der korrekte/gerechte Umgang, die entsprechende menschengerechte Behandlung jeder einzelnen Person dar, die ungeachtet der Lebenssituation der betreffenden Person, jedem Menschen, wo immer er lebt (leben muss), zugestanden wird. Es stellt eine ethische Grundforderung dar, dass jeder Mensch, ob im Krankenhaus, in einem Altersheim oder in häuslicher Betreuung lebend, sich darauf verlassen kann, dass die Menschen seiner Umgebung korrekt mit ihm umgehen, sein Leben schützen und seine gesamtmenschliche Existenz entsprechend achten.

Auf einer nächsten Ebene, die freilich nicht mehr jedem zugesichert werden kann, weil bei starken alters- und krankheitsbedingten Abbauprozessen ein Leben auf dieser Stufe für manche nicht möglich ist, sind Beteiligung und Beheimatung zu sichern. Es sollte alles getan werden, alle (möglichst viele) Menschen, auch dieser zweiten Ebene der Lebensherausforderungen entsprechend, zu betreuen. Diese zweite Ebene zeichnet sich einerseits durch Beteiligung, Mitwirkung und Einbindung des betreffenden Menschen in die jeweiligen, für ihn relevanten gesellschaftlichen Gruppen und Tätigkeiten aus und soll andererseits Vertrautheit, Beheimatung und Wahrung der Intimität sichern.

Solange es irgendwie geht, soll aber auch allen alten und kranken Menschen zugesichert werden, dass sie ihr Leben möglichst autonom gestalten können und dass die Entscheidungskompetenz über ihre Lebensführung bei ihnen selbst liegt. Leider werden sehr oft eigenständige Menschen als «widerspenstige Patienten» missverstanden.

Auf der gleichen Ebene liegt die wichtige Herausforderung, sich selbst in einer neuen, oft spezifisch eingeschränkten Form wiederzufinden und sich nicht auf die, vielleicht unvermeidlichen, Defizite des eigenen Daseins reduzieren zu lassen, sondern sich durch all das (und in der Regel ist es sehr vieles) zu definieren, was trotz einer Behinderung oder krankheitsbedingten Beeinträchtigung für die jeweiligen Menschen möglich und gestaltbar ist. Manchmal ist es auch dringlich notwendig, den Menschen bei der eigenen Sinnfindung für ihr Leben in der neu gestalteten Situation behilflich zu sein.

Insgesamt muss festgehalten werden, dass in allen Lebenssituationen, besonders aber bei der Betreuung von kranken, alten und behinderten Personen darauf geachtet werden muss, die Bedürfnisse der betroffenen Menschen wahrzunehmen, ihre Mitwirkung (die manchmal durch ein «Nicht mehr wollen» erschwert wird) sicherzustellen und auf diese Weise auch eine Beheimatung der Menschen und ein sicheres Umgehen mit der neuen Situation zu erleichtern.

In allen Lebenssituationen ist die Eigenentscheidung der betreffenden Menschen ein wichtiges Desiderat, gleichzeitig muss freilich auch darauf hingewiesen werden, dass jeder Einzelne und auch jede Gruppe einen entsprechenden Beitrag für das Allgemeinwohl zu leisten hat und dass nur egoistisch geprägte autonome Entscheidungen am Grundanliegen dieser Lebensherausforderungen vorbei gehen. Bei der Selbst- und Sinnfindung wird darauf zu achten sein, dass es sehr viele unterschiedliche Wege auf diesem Findungsprozess gibt und dass diese wichtige Aufgabe nur vom Betroffenen selbst geleistet werden kann, aber immer auch in Verbindung mit dem Gemeinwohl gesehen werden muss.

Ein Gesundheitssystem, das sich als nach den Prinzipien der Subsidiarität aufgebaut versteht, folgt anderen Regeln als ein Gesundheitssystem, das sich nur als Produktionssystem von Leistungen (miss)versteht. Dem Grundsatz der WHO entsprechend, die stationäre Krankenbehandlung als subsidiäre Einrichtung versteht, die dann heranzuziehen ist, wenn die gemeinde- und bürgernahe Gesundheitsversorgung nicht mehr ausreicht, kann auch das gesamte professionelle Gesundheitssystem als subsidiäre Einrichtung verstanden werden, die dann wirksam werden soll, wenn Selbstbehandlung und Laiensystem der Gesundheitswiederherstellung nicht (mehr) ausreichen. Damit kommt der Eigenverantwortung der Menschen für ihre Gesundheit eine neue Bedeutung zu, bleiben Partizipation und Selbstbestimmung der Patienten entscheidend wichtig und wird die Sicht der Menschen als «Patientengut» und «Klientel» von Ärzten überwunden. Um dies zu erreichen, ist ein radikales Umdenken aller Beteiligten, auch der Patienten und ihrer Angehörigen notwendig. Dies aber ist die Voraussetzung dafür, dass wirksame therapeutische Gemeinschaften (unter Einschluss aller Beteiligten) entstehen können. Eine solche Auffassung braucht kaum etwas an den medizinischen Errungenschaften und am sogenannten medizinisch-technischen Fortschritt verändern, wird sich aber in der praktischen Anwendung radikal vom Bisherigen unterscheiden. Solche Übergänge können nicht plötzlich erfolgen, sondern erfordern einen kontinuierlichen Umbau aller Einrichtungen, der die jeweilige Funktionsfähigkeit der Einrichtungen nicht gefährden darf. Bei langsamen Umgestaltungsvorgängen besteht allerdings die Gefahr, dass einerseits die neuen Zielsetzungen aus dem Blick verloren werden und dass andererseits die Funktionsfähigkeit eingeschränkt wird. Beide Gefahren müssen gesehen und dementsprechend konsequent und nachhaltig gehandelt werden, das erfordert Gestaltungswillen, Gestaltungsfähigkeit und eine ausreichend starke Gruppe von Gestaltern. Zugleich bewirkt eine solche Neugestaltung auch eine neue und verstärkte Vernetzung von Gesundheitsförderung und Krankheitsprävention, kurativer Medizin und (therapeutischen) Rehabilitationseinrichtungen. Für diese Neugestaltung wird ein entsprechendes Kommunikationsnetz zwischen allen direkt und indirekt Beteiligten und dessen ständige Weiterentwicklung dienlich sein. Immer noch stehen in unseren Gesundheitssystemen hervorragende und oft auch isolierte Einzelleistungen bzw. differenzierte Spitzenleistungen den Erfordernissen einer medizinischen Gesamtbetrachtung der Systeme gegenüber. Bloße idealistische Menschenrechtsdeklarationen stehen oft den egoistischen Teil- und Sonderinteressen Einzelner oder einzelner Gruppen gegenüber, die sich oft in der Realität praktisch durchsetzen. Nur weltweites solidarisches Denken – worauf immer es basiert – und entsprechendes verantwortliches Handeln – woher immer die Motivation dazu kommt – können daran etwas ändern.

5.
Zur Gestaltung von Lebensweise und Umwelt: Aufbau oder Zerstörung von Wohlbefinden

Das Wohlbefinden der Menschen ist vielfältig bedingt, den Hauptanteil bringt der jeweilige Lebensstil der Menschen ein, aber auch die physische, psychische und soziale Grundkonstitution der Menschen, die bisher kaum gestaltet werden kann, sondern naturgegeben erscheint, spielt eine Rolle. Einen erheblichen Beitrag zum Wohlbefinden trägt die jeweilige physische, psychische und soziale Umwelt bei und einen gewissen, in der Regel geringen, im Bedarfsfalle aber einen eventuell lebenswichtigen Beitrag leistet das Gesundheitssystem mit seinen vielen Facetten und Errungenschaften. Manche Krankheiten, die noch vor kurzem unheilbar waren, können heute oft ohne bleibende Beeinträchtigungen geheilt werden, aber bei anderen Krankheiten sind vergleichbare Heilerfolge leider nicht gegeben.

Aus dem bisher Gesagten wird deutlich, dass einer gesundheitswirksamen Gestaltung von Lebensstil und Umwelt große Bedeutung für ein umfassendes Wohlbefinden zukommt. Im Anschluss an Wolfgang Zapf [18] wollen wir einige Beeinflussungsfaktoren des Lebensstils darstellen, wie sie auch in der Graphik «Beeinflussungsfaktoren des Lebensstils» deutlich werden.

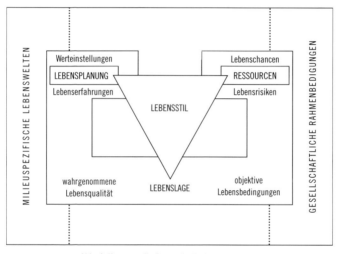

Abb. 4: Konzeptuelle Bestandteile des Lebensstils

Der jeweilige konkretisierbare Lebensstil ist auch abhängig von den Ressourcen persönlicher, materieller, familiärer und bildungsmäßiger Art, die den verschiedenen Einzelnen und Gruppen zur Verfügung stehen. Diese Ressourcen prägen sowohl die objektiven als auch subjektiven Lebenschancen und gleichzeitig wird der Lebensstil auch mitbeeinflusst durch die Lebensrisiken, denen die Einzelnen und Gruppen ausgesetzt sind. Auch die konkreten Vorstellungen der Lebensplanung, die ihrerseits wieder eng zusammen hängen mit den Werteinstellungen der Menschen und den bisher gemachten Lebenserfahrungen, prägen den konkreten Lebensstil. Es scheint wichtig, dass die Menschen ihre Lebensplanung von Zeit zu Zeit neu bedenken und mit Vertrauenspersonen und Freunden gemeinsam besprechen und weiter entwickeln. Auch die jeweilige Lebenslage prägt den Lebensstil mit und diese Lebenslage ist einerseits wesentlich beeinflusst durch die objektiven Lebensbedingungen und andererseits auch geprägt durch die subjektive Wahrnehmung der Lebensbedingungen bzw. der Lebensqualität.

In Europa ist der Einfluss der milieuspezifischen Lebenswelten, der früher sehr stark war, deutlich zurückgegangen und haben Individualisierung, Pluralisierung, Anonymität und eine Tendenz zur (Re-)Melancholisierung zugenommen, wie wir an anderer Stelle ausgeführt haben.[19]

Im gegenständlichen Zusammenhang scheint es wichtig, dass es auch im europäischen Kontext umfassende Ansätze gegeben hat und gibt, die Gesundheit in direkten Zusammenhang mit gepflegter, kulturell geformter Lebensführung zu bringen. Einsichten, wie sie schon Hildegard von Bingen entwickelt hat und seither auch vielfach missverstanden wurden, Zusammenhänge, die Paracelsus erkannt hat, könnten hier ebenso anregend sein, wie die alten – von Paul Ridder wieder aufgenommenen – Sechs Bereiche kultivierter Lebensführung, auf die wir im folgenden eingehen wollen. Leider fehlt eine Gesamtsicht dieser Ansätze, es werden auch keine Verknüpfungsversuche in systematischer Weise unternommen, lediglich Einzelaktionen – oft quasi-sektiererischer Art – sind bekannt und helfen nicht wirklich weiter, weshalb die – unserer Kultur und Lebensweise – fremden Ansätze fernöstlicher Heilkunde oft vorgezogen werden, ohne dass bisher eine qualitätsvolle Kooperation mit der modernen Medizin im großen Stil gelingt.

Die sechs Bereiche kultivierter Lebensführung bringen Einzelnen sowohl in vielen kleinen Einzelfällen als auch als Gesamthaltung und erst recht in ihrer Verknüpfung und in physischer, psychischer, sozialer und spiritueller Verwendung eine deutliche Erhöhung der Lebensqualität und des Wohlbefindens, umgekehrt können Defizite in einem Bereich durch entsprechende Gestaltung anderer Bereiche nicht kompensiert werden, ein ganzheitliches, vernetztes Gestalten ist notwendig.

Die sechs Bereiche kultivierter Lebensführung sind die folgenden:[20]

1) Aer:
Luft, Atmen, Geist, Spiritualität

Die Qualität des Wohlbefindens wird allein schon dadurch verbessert, wenn ein geschlossener Raum gut durchlüftet oder wenn für kontinuierliche Frischluftzufuhr gesorgt wird. Richtiges Atmen ist nicht nur für Menschen mit Atemwegserkrankungen wichtig, sondern hilft auch Sportlern, Musikern und Sängern, aber auch Schwangere machen Atemübungen, um bei der Geburt weniger Beschwerden zu haben. Im übertragenen Sinn sprechen wir von «dicker Luft», wenn eine Lebenssituation unangenehm ist und schicken uns an, tief Luft zu holen, um eine schwierige Situation durchzustehen. In vielen Gesellschaften ist das Geistigspirituelle mit Hauch, Beseelung verbunden und bringt zum Ausdruck, dass das Leben, die Lebendigkeit der Materie durch eine Beseelung vermittelt wird.

2) Cibus et Potus:
Speise und Trank, Eß- und Trinkgewohnheiten

Der Mensch braucht Nahrung zum Überleben und jede Besonderheit des Lebens, jedes Fest ist in der Regel mit einem Festmahl und entsprechenden Getränken verbunden. Alexander Mitscherlich hat den Deutschen eine Unfähigkeit zu trauern vorgeworfen,[21] aber vielleicht geht diese Beeinträchtigung noch weiter und liegt eine wachsende Unfähigkeit der modernen Menschen vor, Alltag und Festtag entsprechend zu unterscheiden, die dazu führen könnte, alles gleich(gültig) zu machen.

Aber bereits in der Bibel findet sich die Aussage, der Mensch lebt nicht vom Brot allein, sondern von jedem Wort, das aus dem Munde Gottes kommt. Dies erinnert an die grausamen Experimente Friedrich II., der die Ursprache der Menschen entdecken wollte und den Ammen von Waisenkindern verbot, mit diesen Kindern zu sprechen. Alle Kinder verstarben. Jeder von uns weiß, wie wichtig freundliche Worte für uns alle sind und das richtige

Wort zur richtigen Zeit ist unschätzbar. Der richtige Augenblick (von den alten Griechen Kairos genannt) und der richtige Ton sind hier entscheidend. Zunehmend wird den Menschen auch bewusst, dass richtige Ernährung, die den jeweiligen Lebensumständen der Menschen angepasst sein muss, sehr wichtig ist und dass bestimmte Erkrankungen oder typische Beschwerden entsprechende Diäten verlangen. Das Wissen in diese Richtung wird ständig erweitert, ein allgemeiner Konsens liegt aber nicht vor. Interessant ist, dass es offensichtlich sehr verschiedene Geschmacksvorlieben gibt und dass diese auch beim gleichen Menschen – und nicht nur in der Schwangerschaft – sehr stark variieren können.

3) *Motus et quies:*
Bewegung und Ruhe: Beweglichkeit und Starrheit

Ähnlich wichtig wie entsprechende Ernährung ist für den Menschen auch regelmäßige Bewegung. Manche Jogger sagen sogar, ohne regelmäßiges Laufen kann ich nicht zur Ruhe kommen, was zum Ausdruck bringt, dass Bewegung nicht nur die Aufgabe der körperlichen Fitness hat, sondern auch andere Funktionen mit ihr verbunden sind. Bewegung und Beweglichkeit sind Fähigkeiten des Menschen, die ein Leben lang geübt und eingeübt werden müssen und auch verloren gehen können. Die körperliche Untätigkeit vieler moderner Menschen ist eine Tatsache und führt zu verschiedenen bewussten und unbewussten Beeinträchtigungen des Wohlbefindens. Ruhig sein können ist eine ähnlich wichtige Fähigkeit des Menschen wie seine Beweglichkeit. Geduld ist eine Fähigkeit, die viele moderne Menschen kaum mehr haben. Ruhig und entspannt auf etwas reagieren können, ist eine wichtige Fähigkeit des Menschen und trägt viel zum Wohlbefinden bei. Sich in Spannung befinden, in einer angespannten Situation leben oder erleben müssen, dass es zwischen Gegnern – welcher Art auch immer – ernste Spannungen gibt, verringert das Wohlbefinden. Wer hier für Entspannung sorgen oder dazu beitragen kann, leistet viel. Ruhe darf aber nicht mit Interesselosigkeit und Gleichgültigkeit verwechselt werden.

4) Somnus et vigilia:
Schlafen und Wachen: Schlaflosigkeit und Wachsamkeit

Schlafentzug ist eine der verbotenen Foltermethoden. Schlaf ist für den Menschen lebenswichtig und an Schlaflosigkeit leiden ist eine (schwere) Krankheit. Schlafen ist eng mit dem Träumen verbunden, und Schlaf- und Traumforschung sind besonders interessante und sehr vielschichtige Wissenschaftsgebiete, über die allgemeine, gesicherte Ergebnisse nur in Ansätzen vorliegen.[22] Im Traum erfüllt sich der Mensch manche (geheime) Wünsche, was zu seinem Wohlbefinden beitragen kann, aber es gibt auch Alpträume, die den Menschen auch noch im wachen Zustand beeinträchtigen können.

Der richtige Ausgleich zwischen Schlaf und Wachheit ändert sich im Laufe des Lebens und ist auch von Mensch zu Mensch verschieden, aber den jeweils optimalen Rhythmus zwischen beiden Zuständen zu finden, ist wichtig und trägt zum Wohlbefinden bei. Aber es genügt nicht, bloß wach zu sein, es ist auch wichtig, entsprechend aufmerksam zu sein. Für alle Menschen ist es angenehm, eine «kleine Aufmerksamkeit» zu erhalten, meistens tut es gut, wenn jemand auf uns aufmerksam wird, aber dann, wenn wir etwas falsch gemacht und z.B. ein Ordnungshüter, ein Polizist auf uns aufmerksam wird, kann dies unangenehm sein. Damit wird deutlich, dass viele Befindlichkeiten auch situationsabhängig sind und Wohlbefinden also vieldimensional bedingt ist.

5) Excreta et Secreta:
Ausscheidungen und Einverleibungen, loslassen und geheim halten

Die verschiedenen kultivierten Lebensformen unterscheiden sich nicht nur von Kultur zu Kultur, sondern auch von Periode zu Periode und daher ist es wichtig, möglichst aus der eigenen Kultur und der eigenen Periode Anregungen für die persönliche Lebensführung zu gewinnen, weil es schwierig ist, Lebensformen in «fremder Umgebung» beizubehalten.

Zunächst sind Excreta und Secreta physisch zu sehen und kommt dem (kultivierten) Umgang mit eigenen Ausscheidungen und Ausscheidungen der Umwelt wesentliche Bedeutung zu. In Gesellschaften, in denen ein enger Umgang mit Tieren – welcher Art auch immer – praktiziert wird, ist auf anderes zu achten als in Gesellschaften, in denen das nicht der Fall ist. (Ansteckende) Krankheiten spielen hier eine andere Rolle. Aber auch sonst ist darauf zu achten, wie die Menschen im alltäglichen Umgang einander begegnen, z.B. Menschen mit kleinen, pflegebedürftigen Kindern oder Menschen mit pflegebedürftigen (inkontinenten) alten Menschen in ihren Familien brauchen andere Hygienekulturen als Menschen in anderen Lebenssituationen.

Zugleich kommt es wahrscheinlich nicht von ungefähr, wenn wir von saft- und kraftlosen Menschen sprechen, von Menschen, deren Lebensfunktionen – wodurch immer bedingt – eingeschränkt sind. «Dieser Mensch, diese Sache hat es in sich», ist eine Ausdrucksweise, die auf die innere Stärke von Menschen und Sachverhalten verweist. Von manchen Menschen wurde gesagt, dass in ihren Worten, ihren Aussagen, Kraft stecke. Von Marie Jahoda wurde noch kurz vor ihrem Tod gesagt: «Sie sprach wie jemand, der es gewohnt ist, dass man ihm zuhört». Es in sich haben und es für sich behalten können und sich nicht zu verlieren und alles auszuplaudern, sind Eigenschaften von Menschen, die ihren Mitmenschen (vor allem ihren Freunden) Wohlbefinden und Sicherheit vermitteln.

6) *Affectus animi*: *Gefühlbewegungen, Werthaltungen*

Es hat den Anschein, dass im europäisch-abendländischen Zusammenhang die negativen Gefühlshaltungen stärker ausgeprägt sind als die positiven. Lange Zeit hieß es auch: «Der Krieg ist der Vater aller Dinge». Indirekt war damit gemeint, dass negative Einstellungen (Kampf, Krieg, Streit) die Kreativität mehr anregen als positive Gefühle. Streit macht erfinderisch, wurde oft behauptet. Seit der Antike wird gleichzeitig auch versucht, diese zerstörerischen Kräfte für friedliche Zwecke zu nutzen und Schwerter in Pflugscharen zu verwandeln, wie schon bei Hesiod zu finden ist.[23]

Positive Wert- und Gefühlshaltungen sind in der Regel schwächer und weniger nachhaltig ausgeprägt als negative, und die negativen Bezeichnungen wirken oft eindrucksvoller als die positiven, beispielhaft seien genannt: Liebe und Hass, Gunst (gönnen) und Neid, Hochmut/Stolz und Bescheidenheit, Freude und Trauer. In jüngster Zeit wurde versucht, eine Systematik der Tugenden zu erstellen[24] und es wurde auch die Ansicht entwickelt, dass viele Tugenden eine schwierige Gratwanderung zwischen zwei Lastern darstellen, wie etwa die Freigebigkeit zwischen Geiz und Verschwendung, die Bescheidenheit zwischen Stolz und Kriechertum oder Gunst zwischen Vergnügungssucht und Neid. Die richtige Mitte zwischen Gleichgültigkeit und Übereifer jeweils zu finden, für Probleme offen zu sein, ohne sich zu sehr einzuschränken und Gefühle zu haben und zu zeigen, ohne in Gefühlsduselei oder Gefühllosigkeit abzugleiten, ist eine wichtige, wenn nicht zentrale Frage kultivierter Lebensführung und muss ständig erlernt werden.

Es hat den Anschein, dass alle diese sechs Formen kultivierter Lebensführung kulturspezifisch geformt sind und nicht leicht von einer Kultur in eine andere übertragen werden können. Gerade in Zeiten, in denen kulturübergreifende Anregungen vermehrt gegeben werden, erscheint es wichtig, dass Haltungen in die eigene Kultur übernommen werden (enkulturiert werden), was eine kulturelle Eigenprägung voraussetzt, die oft nicht mehr oder nicht ausreichend gegeben ist. Die Folge ist ein allgemeiner Kulturverlust oder eine Schwächung des Kulturbewusstseins, was aggressiv und angreifbar macht. Manches tiefsitzende Aggressionspotential moderner Gesellschaften könnte so erklärbar sein.

Die kultivierte Lebensführung wird also sowohl eine persönliche Lebenshaltung darstellen, eine gewisse familiäre und regionale Prägung aufweisen und darüber hinaus kulturspezifisch sein. Lebensführung ist nachhaltig geprägt oder sie ist nicht entsprechend wirksam.

▶

Klaus Zapotoczky

6.
Vollkommenes Wohlbefinden
– ein erreichbares Ziel?

Wohlbefinden hat sowohl objektive als auch subjektive Komponenten. Negative objektive Komponenten können – den sechs Aspekten einer kultivierten Lebensführung entsprechend – angedeutet werden wie folgt:

Keine bzw. nicht ausreichend Luft bekommen (woran immer dies liegen mag) oder hungern und dürsten müssen. Aber sehr negativ kann es auch sein, vor allem Nahrung oder Getränke zu bekommen, die man nicht verträgt oder die einem zuwider sind (wie immer dies auch begründet ist). Keine Ruhe haben kann ebenso negativ sein, wie (lange Zeit hindurch) ganz still halten zu müssen. Des Schlafes beraubt zu werden, gilt als eine Foltermethode, aber auch unter Schlaflosigkeit leiden kann schrecklich sein. Physisch nichts bei sich behalten zu können, kann ebenso lebensgefährlich sein, wie nichts von sich geben zu können. Auch die verschiedenen Gemütsbewegungen können die objektiven Lebensbedingungen sehr stark beeinträchtigen und können durch Rationalität allein nicht bewältigt werden. Neben diesen angedeuteten objektiven Bedingungen des Wohlbefindens kann es der historischen Entwicklung bzw. den bisher gemachten Erfahrungen (der erlebten Karriere) entsprechend zu Beeinträchtigungen des subjektiven Wohlbefindens kommen, aber auch die jeweilige Situation und die Umstände bzw. das soziale Umfeld können das subjektive Wohlbefinden stark prägen.

Für Einzelne, Gruppen, Gesellschaften und vielleicht auch die Menschheit gibt es immer wieder «Sternstunden», Augenblicke, wo alles zusammenstimmt, «alles passt» und die wir gerne in Dauerzustände umgewandelt hätten. Dies ist nicht möglich, allein die Hoffnung bleibt. Vollkommenes Wohlbefinden ist eine (seltene) Grenzerfahrung und die Sehnsucht nach ihm gibt uns dauernde Dynamik, kreative Unruhe, die uns in die Lage versetzt, immer wieder Neues zu versuchen, nicht bei dem stehen zu bleiben, was wir erreicht haben. Resignative Zufriedenheit, die sich lediglich mit dem abfindet, was ist und sich nicht um das bemüht, was möglich ist und über das, was wir erreicht haben, hinausgeht, eventuell auch kreative Unzufriedenheit entwickelt, weil besseres angestrebt werden muss, ist zwar die Lebenshaltung vieler satter Mitteleuropäer, entspricht aber nicht der conditio humana. Menschsein heißt, nach Vollendung streben und vollkommenes Wohlbefinden muss für uns als Einzelne, Gruppen, Gesellschaften und Menschheit ein gemeinsames Ziel bleiben, das unter den gegebenen Bedingungen niemals ganz und für alle gleichzeitig erreicht werden kann, für uns alle aber eine lohnende und beglückende Aufgabe darstellt.

Ein wichtiger (vielleicht heute unverzichtbarer) Beitrag der fernöstlichen Heilkunst zum Wohlbefinden in Europa könnte darin liegen, dass die Zusammenhänge von Gesundheit, umfassendem Wohlbefinden und Sicht der Welt in ihrer heilenden Kraft bewusst werden und dass es durch die Sichtbarmachung dieser Zusammenhänge in fremden Kulturräumen zu einer Rückbesinnung auf die Werte und kulturellen Errungenschaften Europas kommt, mit deren Hilfe umfassendes Wohlbefinden hier und jetzt erhöht und dauernd gesichert wird.

Véronique T. Gorris

Anmerkungen

1 «Auf die Gesundheit achten, gesund leben» wurde in einer IMAS-Umfrage vom Februar 2005 als der wichtigste Erziehungsgrundsatz bezeichnet.
2 Page Michael: Tao der Kraft: Östliche Weisheit für das westliche Leben, Sphinx Verlag, S. 133.
3 Page a.a.O. S. 8.
4 Page a.a.O. S. 19.
5 Page a.a.O. S. 106.
6 Page a.a.O. S. 107.
7 Page a.a.O. S. 108.
8 Page a.a.O. S. 109.
9 Page a.a.O. S. 109.
10 Page a.a.O. S. 110.
11 Page a.a.O. S. 114.
12 Page a.a.O. S. 114.
13 Page a.a.O. S. 114.
14 Aggleton Peter: Health, London, New York 1995.
15 Durkheim Emile: Der Selbstmord, Luchterhand Verlag, Neuwied, Berlin 1973.
16 Page a.a.O. S. 135.
17 Bennett, A.C.: Improving Management Performance in Health Care Institutions. Chicago 1978, S. 20ff.
18 Zapf Wolfgang u.a.: Individualisierung und Sicherheit. Untersuchungen zur Lebensqualität in der Bundesrepublik Deutschland, Verlag C.H. Beck, München 1987, S. 14 ff.
19 Zapotoczky Klaus: Gesellschaftliche Konsequenzen des zunehmenden Älter-Werdens der europäischen Bevölkerung, in: Zapotoczky Klaus, Leitmanova Ivana (Hrsg.): Ökonomische Zusammenhänge der demographischen Entwicklung, Universitätsverlag Rudolf Trauner, Linz 2003, S. 7ff.
20 Ridder Paul: Einführung in die Medizinische Soziologie, Verlag B.G. Teubner, Stuttgart 1988, S. 190.

21 Mitscherlich Alexander und Margarete: Die Unfähigkeit zu trauern, Grundlagen kollektiven Verhaltens, Piper Verlag, München 1967.

22 Freud Sigmund: Traumdeutung, Wien 1899.

23 Hesiode: Les travaux et les jours, Paris 1951.

24 Comte-Sponville André: Ermutigung zum unzeitgemäßen Leben. Ein kleines Brevier der Tugenden und Werte, Rowohlt Verlag, 2. Aufl., Reinbek 2001.

Literaturverzeichnis

Aggleton Peter: Health, London, New York 1995.

Bennett, A.C.: Improving Management Performance in Health Care Institutions. Chicago 1978.

Comte-Sponville André: Ermutigung zum unzeitgemäßen Leben. Ein kleines Brevier der Tugenden und Werte, Rowohlt Verlag, 2. Aufl., Reinbek 2001.

Durkheim Emile: Der Selbstmord, Luchtterhand Verlag, Neuwied, Berlin 1973.

Freud Sigmund: Traumdeutung, Wien 1899.

Hesiode: Les travaux et les jours, Paris 1951.

Mitscherlich Alexander und Margarete: Die Unfähigkeit zu trauern, Grundlagen kollektiven Verhaltens, Piper Verlag, München 1967.

Page Michael: Tao der Kraft: Östliche Weisheit für das westliche Leben, Sphinx Verlag.

Ridder Paul: Einführung in die Medizinische Soziologie, Verlag B.G. Teubner, Stuttgart 1988.

Zapf Wolfgang u.a.: Individualisierung und Sicherheit. Untersuchungen zur Lebensqualität in der Bundesrepublik Deutschland, Verlag C.H. Beck, München 1987.

Zapotoczky Klaus: Gesellschaftliche Konsequenzen des zunehmenden Älter-Werdens der europäischen Bevölkerung, in: Zapotoczky Klaus, Leitmanova Ivana (Hrsg.): Ökonomische Zusammenhänge der demographischen Entwicklung, Universitätsverlag Rudolf Trauner, Linz 2003, S. 7ff.

Véronique T. Gorris

Der Therapeut als Heilmittel

Ethnotherapeutische Aspekte in der körperorientierten
Psychotherapie. Imagination und archaische Gesten*

«Du bist das Heilmittel!» -
Die Erweckung der inneren Heilkraft

«Wir stehen Tag für Tag vor der Tatsache, dass die Menschen, die zu uns kommen, einfach nicht genug Geld haben, um sich Medikamente zu kaufen!» An die 20 MedizinerInnen blickten mich an. Ort der Handlung war ein Seminar für ganzheitliche Heilmethoden an der Universidad Católica in Quito, Ecuador, für Ärzte, die sich in Familienmedizin fortbildeten. Alle TeilnehmerInnen arbeiteten in Spitälern und Gesundheitszentren in den Armenvierteln des Landes. Nach zehnjährigem Aufenthalt in Ecuador machte mir diese Aussage die drastische Situation des Gesundheitswesen dieses lateinamerikanischen Landes erneut bewusst. Betroffen und ermutigend zugleich sagte ich, durchaus in Einklang mit dem Thema meines Seminars: «Ihr seid das Heilmittel!» Dann lud ich diese engagierten MedizinerInnen ein, mir auf eine Imaginationsreise, in einem Wachtraum zu ihren inneren Heilkräften zu folgen und jene körperlichen Gesten zu entdecken, durch welche die «Heilmittel» individuell verfügbar gemacht werden können.

Zu meditativer Musik begleitete ich die tief entspannten TeilnehmerInnen zu ihrem inneren Heiler, ihrer inneren Heilerin. In der Tiefe menschlichen Seins sollten sich essentielle Anlagen und authentische Talente erschließen. Die KursteilnehmerInnen erhielten in dieser Innenschau Hinweise, womit jede und jeder von ihnen selbst als Heilmittel Wirkung entfalten kann.

Véronique T. Gorris

In der Austauschrunde war viel inneres Bewegtsein zu spüren. Ein Kollege meinte: «Mir ist klargeworden, wie stark ich durch mein Ohr, durch mein Zuhören heile.» «Durch meine Hände», sagte ein anderer, «durch Körperkontakt, zum Beispiel an einer erkrankten Stelle». Eine Ärztin wiederum wurde sich gewahr: «Ich helfe durch mein Lachen, durch mein heiteres Gemüt.» Ein weiterer Teilnehmer sagte: «Ich sah glasklares Wasser, ich bin dieses Wasser und reinige und bringe Klarheit.» Die KollegenInnen, die sich untereinander kannten, stimmten alle zu: «Ja, genauso ist es. Wo du auftauchst, entsteht Klarheit und es kommt wieder etwas in Bewegung». «Ich sah mich in einer großen Gebärde stehen», fügte nun eine Medizinerin hinzu, «einer uralten Haltung als Heilerin und Priesterin in mir, in Verbundenheit mit Himmel und Erde».

Eine andere Ärztin wurde sich der Beziehung zu ihrer Großmutter bewusst, die durch die Gabe heilerischer Intuition ausgezeichnet war. Jede und jeder hatte etwas Eigenes, Persönliches, etwas Authentisches und Richtungsweisendes gefunden.

Diese Ausführungen betreffen die Verwendung archaischer Körpersymbole als ein spezielles therapeutisches Gebiet und Hilfsmittel in der ganzheitlichen Gesundheitsarbeit. Unter archaischen Körpersymbolen verstehen wir Verhaltensweisen und Gesten, die in der Ethnomedizin und mit Hilfe von Entspannungs- und Visualisationstechniken erstens durch Imagination und zweitens über Bewegungserfahrung entdeckt und verfügbar gemacht werden. Wesentlich ist, dass es sich hier nicht um Gesten handelt, die etwa durch Nachahmen erlernt werden, sondern um individuelle «Wegweiser», persönliche Schlüsselgebärden. Derartige archaische Körpersymbole können zunächst sowohl dem Therapeuten, der Therapeutin als auch später dem Klienten, der Klientin Orientierung vermitteln. Die Suche nach dem «inneren Weisen» oder «inneren Heiler» lässt sich in einer Vielzahl von Ethnien finden, sie ist ebenso in den Naturreligionen wie auch in den Hochreligionen bekannt. In der modernen Gesellschaft werden auf unterschiedlichen Niveaus verschiedene Verfahren angeboten.

Es besteht ein Nahverhältnis zu Imaginations- und Tagtraumtechniken. Beim Erarbeiten von archaischen Gesten wird allerdings

Der Therapeut als Heilmittel

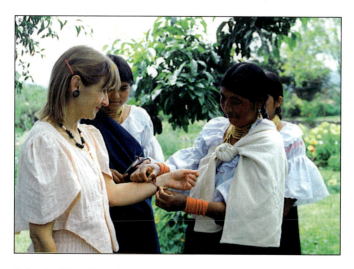

Die Autorin mit Doña Maria, einer ecuatorianischen «curandera» (= Hebamme, Kräuterfrau, Naturheilerin) und ihren Töchtern. Dr. Gorris hat viel von ihr über die Heiltraditionen der Andenregion erfahren.

insbesondere die Verbindung mit dem Körper betont, wodurch der Realitätsbezug und eine schrittweise, den Alltag einbeziehende Entwicklung weitgehend gesichert wird. Die hier dargestellte Form der Arbeit mit Urgebärden eignet sich gut für die Weitergabe in Seminaren, für die Selbsterfahrung sowie als therapeutischer Wegweiser in der Arbeit mit Patienten.

Die Arbeit mit Urgebärden bezieht die Leiblichkeit des Menschen durch Aufmerksamkeit auf Stellungen und Bewegungen des Körpers ein. Auf ganz andere Art, aber interessanterweise ebenfalls mit dem Effekt, Körperliches einzubeziehen, ja gewissermaßen als «Anker» zu nutzen, rückt die Freud'sche Psychoanalyse Erotik und (Psycho-)Sexualität mit in das Zentrum der Aufmerksamkeit. Meditative Techniken wie das Vipassana oder das Autogene Training halten ebenfalls offenes Körperbewusstsein, Achtsamkeit auf die Stellung der Gliedmaßen im Raum etc. für eine unverzichtbare Bedingung tieferer innerer Schau. Die Alltagssprache bezeichnet derartige Methoden oft als «geerdete» Wege. Auf diesen wird sichergestellt, dass nicht eine allzu rasch und konkret geführte Reise nach innen zu einer Inflation spiritueller Erfahrung, zu Realitätsverlust oder zu überwältigenden Ängsten führt. Die Analytische Psychotherapie nach C.G. Jung oder auch die Methoden zur «Erkenntnis höherer Welten» nach Rudolf Steiner und verantwortungsvolle mystische Schulen begegnen diesen Gefahren, indem tiefe psychische Erlebnisse nie künstlich suggestiv herbeigeführt, sondern in einem jahrelangen Prozess schrittweise erarbeitet werden.

1.
ENTWURF EINES GANZHEITLICHEN GESUNDHEITSWESENS

«Der größte Fehler in der Behandlung von Krankheiten liegt darin, dass es Ärzte für den Körper und Ärzte für die Seele gibt, obwohl man weiß, dass beide Teile nicht getrennt werden können» (PLATON, 427–347 v. Christus).

Das moderne Medizin- und Gesundheitswesen des 21. Jahrhunderts bewegt sich in Richtung Gesundheitserhaltung anstelle von Krankheitsbeseitigung. Über das körperliche Symptom hinausdenkend, handelt es sich um einen ganzheitlichen Gesundheitsansatz auf körperlicher, emotionaler, geistiger und spiritueller Ebene.

Die psychosoziale Gesundheitsarbeit und die Erschließung eigener Ressourcen des Humanpotentials werden in der Familie und am Arbeitsplatz in den Mittelpunkt der Aufmerksamkeit treten. Hier leistet die ganzheitliche Bewusstheitsarbeit durch Körpergewahrsein, Bewegung und Stimme ihren Teil im Sinne einer umfassend zu verstehenden Prävention, Rehabilitation und Heilung von Krankheit. Ebenso ergänzt sie als Therapieform in vielfacher Anwendungsweise psychotherapeutische Verfahren.

Weltweite Studien, sowohl von Europa ausgehend als auch aus Lateinamerika, kommen zu dem einstimmigen Konsens, dass die Zukunft in der systemischen, ganzheitlichen Gesundheitsförderung und -erhaltung liegt. Dies setzt einerseits entsprechende sozialpolitische Strukturen voraus. Andererseits muss der gesundheitsmündige, sich seiner verschiedenen physischen, psychischen und geistigen Seinsebenen sowie seiner Beziehungen zur Mit- und Umwelt bewusste Mensch in verstärktem Maße wissen, was für ihn gesund bzw. krankmachend ist und er muss so zum Weichensteller seines eigenen Befindens werden. Durch seine Unterscheidungsfähigkeit und den Zugang zu seinen Selbstheilungskräften trägt er aktiv zu seiner eigenen Gesunderhaltung und indirekt zu der der ganzen Gesellschaft bei.

In einem zukünftigen Gesundheitswesen wirken MedizinerInnen, TherapeutInnen, Angehörige von Sozial- und Pflegeberufen und PädagogInnen in weit höherem Maße zusammen als im bestehenden Modell des Krankheitswesens, wie heute der eigentliche Ausdruck lauten müsste.

Sie werden in ihren Aufgabenbereichen interdisziplinär den Menschen als Wegbegleiter/innen bei der Förderung der psychosozialen Gesundheit und Entwicklung des Humanpotentials zur Verfügung stehen. Körperliche, seelische und geistige Einflüsse werden in bewusster Zusammenschau erkannt und die medizinisch-therapeutischen Maßnahmen dementsprechend zum Einsatz gebracht.

Ethnotherapie und transkulturelle Heilkunde und -kunst können in vielen Fällen und in unterschiedlichen Bereichen eines ganzheitlich verstandenen Heilwesens befruchtend wirken. Auf der physischen Ebene wäre hier als Beispiel die Phytotherapie, wären Sonderformen der Ernährungs- und der Ordnungstherapie zu nennen, auf den überwiegend psychisch-geistigen Ebenen etwa Musik- oder Kommunikationstherapien und im engeren Sinne religiös-spirituelle Ansätze. Diesen letzteren Ebenen gilt der vorliegende Beitrag.

2.
DIE PERSÖNLICHE ANNÄHERUNG AN TRANSKULTURELLE HEILKUNST – HEILWIRKUNG ÜBERRELIGIÖSER SPIRITUELL-THERAPEUTISCHER ANSÄTZE

Mit REDDEMANN und SACHSSE (1997, S. 113ff), die vor allem buddhismusstämmige Techniken in ihr psychotherapeutisches

Véronique T. Gorris

Konzept einbezogen haben, ist «... *unsere Überzeugung, dass jeder Mensch hoch wirksame Selbstheilungskräfte besitzt und diese aufsuchen und nutzen kann. (Dies) ist natürlich auch eine Art Ideologie und eine Art therapeutischer Glaube, genauso wie derjenige, dass Patient/Innen ... Kinder sind, die von Beziehungsexpert/Innen gefördert und zur Nachreifung gebracht werden sollten. Nichts ist ideologiefrei ... Am schlimmsten ist es natürlich, wenn (Psycho-)Therapeut/Innen irgendwelche Überzeugungen und Haltungen selbstverständlich, normal, natürlich oder gesund finden, ohne sich der Relativität und Subjektivität jeder, aber auch jeder Position bewusst zu sein.*»

Transkulturelle Heilkunst ist mit unseren herkömmlichen wissenschaftlichen Parametern in ihrem Umfang nicht gänzlich zu erfassen. Jahrhunderte lang bewährte Praktiken sprechen in ihrer heilenden Wirkung jedoch für sich. Hier wirkt ein rein intellektueller Zugang einschränkend. An seiner Stelle ermöglicht ein phänomenologischer Ansatz das respektvolle Herantreten an Heiltraditionen, denen ein spezieller Entwurf des Kosmos zu Grunde liegt, wie er in der Menschheitsgeschichte seit Jahrtausenden belegt ist und wie er sich beispielhaft etwa in der frühchristlichen, der andinisch-indianischen oder der tibetisch-buddhistischen Tradition findet (Abb. 1, vgl. dazu auch PASS 2005 zu C.G. Jung).

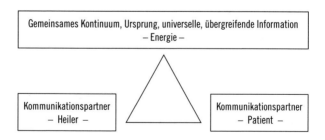

Abb. 1: Metapher vom übergreifenden Kontinuum

Durch ein achtsames Herangehen, gewissermaßen als Arbeitshaltung, kann sich auch dem Menschen der zweiten Jahrtausendwende viel von dem Reichtum alten therapeutischen Wissens und alten psychosozialen Fertigkeiten erschließen. Dass dabei keiner Verbreitung «beliebiger» Ideologien Vorschub geleistet werden soll, die das Verhältnis von Therapeut/in und Klient/in nur komplizieren würden, versteht sich von selbst. Die hier vorgeschlagene Entdeckungs- oder Wiederentdeckungsreise wird zurzeit auch von Vertretern der alten Traditionen selbst unterstützt.

So haben etwa die indianischen «Behüter» der Traditionen von Nord- und Südamerika gegen Ende des zweiten Jahrtausends begonnen, ihr altes Wissen freizugeben und laden symbolisch zum gemeinsamen Flug von Kondor und Adler ein. Der Kondor als höchstes Weisheitssymbol der andinen Kultur ist dabei der Vertreter der Intuition, der intuitiven und emotionalen Intelligenz, der Weisheit des Herzens und der Spiritualität. Der Adler, Symbol für die Errungenschaften der westlichen Welt, steht für den Intellekt, die Wissenschaft, die Technologie und ihren Fortschritt. Was die Europäer als « Wissen « hoch entwickelt haben, ist in den Anden das «Sentir», das Fühlen. Es sei nun die Pacha (Zeit) gekommen, wo sich Intellekt und Intuition kulturell, aber auch intra-psychisch verbinden. Ganz ähnlich lautet seit einiger Zeit die Vision des tibetischen Buddhismus, dessen Vertreter die Verbindung von östlichen und westlichen Werten favorisieren.

Beispielhaft soll hier einiges aus der Vorbereitungsarbeit eines andinischen Heilers skizziert werden. Der Ansatz des Heilers, im Andinischen Yachac genannt, wird dabei als im Spirituellen verankert gesehen. Der Heiler wird eingeweiht oder hat seine Gabe natürlich geschenkt bekommen. Der Yachac bittet auf spiritueller Ebene (= innerlich) um Erlaubnis und um die Mithilfe der Naturkräfte, damit sie das Heilgeschehen wohlwollend begleiten. Das Ritual beginnt mit einer Selbstreinigung. Der durch seine Lebensführung und Einweihung befähigte und selbst gereinigte Heiler ist kraft seines Wissens und Könnens und in kollektiver Verbindung ermächtigt, die Krankheit oder das Leiden eines Hilfesuchenden zu lindern oder aufzulösen. Dabei handelt es sich im Wesentlichen um einen Reinigungs- und/oder Transformationsprozess unter Zuhilfenahme von Entspannungs-, Imaginations- und Visualisationstechniken, die durch den Heiler und durch Anregung der Selbstheilungskräfte zur Wirkung gelangen.

Aus der Sicht vieler Ethnien, etwa der andinen Kultur, bedarf es an der Tür zwischen dem Unbewussten und dem Bewussten eines Rituals: Der Bitte um Erlaubnis zum Durchgang (Abb. 2).

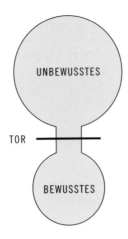

Abb. 2: Metapher vom Tor zwischen Bewusstem und Unbewusstem

3. Visualisation / Imagination

Der Ansatz der Visualisation / Imagination wurde für die therapeutische Verwendung etwa im Rahmen der Katathym-imaginativen Psychotherapie standardisiert, er wird in der einen oder anderen Form auch bei der Behandlung Schwerstkranker angewendet. Die folgende historische Skizze wurde bei REDDEMANN und SACHSSE (1997) entlehnt, denen hier Dank gesagt sei.

«Heilen mittels Imagination ist die älteste Art des Heilens. Schamanen heilen seit Jahrtausenden immer auf die gleiche Weise: Mittels Vorstellungskraft werden veränderte Bewusstseinszustände erreicht und Kontakte mit einer Reihe von Schutzgeistern aufgenommen, um andere zu heilen.» (ACHTERBERG 1985). *«Für die*

Wirksamkeit schamanischen Heilens mittels Imagination spricht, dass diese Art des Heilens seit 20.000 Jahren in allen Kulturen auf allen Kontinenten in ihren Grundprinzipien verblüffend ähnlich ist. Heilung findet für den Schamanen auf der geistigen Ebene statt, weshalb die Stärkung der Selbstheilungskräfte im Vordergrund steht. Im schamanischen Weltbild bedeutet Gesundheit nicht Abwesenheit von Schmerz. Gesundheit heißt, alle Schöpfungserfahrungen zu erleben, sie immer wieder zu durchleben und ihr Wesen und ihre unzähligen Bedeutungen zu erfahren» (S. 30).
... Die Traum- oder Phantasiewelten sind nicht weniger ‚wirklich' als die Welt, die wir mit unserem gewöhnlichen Wachbewusstsein wahrnehmen, sie sind nur anders.» (ACHTERBERG 1985, S. 37)

Im alten Griechenland war eine gebräuchliche Methode der Heilkunst die Traumtherapie oder der Tempelschlaf. Diagnose und Heilung fanden in jenem besonderen Bewusstseinszustand unmittelbar vor dem Einschlafen statt, wenn Vorstellungsbilder ganz von selbst auftauchen. Aristoteles hielt Traumbilder für lebenswichtig und betonte die Wichtigkeit von Vorstellungsbildern für das emotionale System. Der römische Arzt Galenus hat eine ausführliche Beschreibung von der Wirkung der Imagination auf die Gesundheit angefertigt (vgl. ACHTERBERG 1985). Im Mittelalter wurde das Heilwissen der weisen Frauen in Europa völlig an den Rand gedrängt und beinahe ausgerottet. Heilung werde durch entsprechende Rituale möglich (und beim Ritual wirkt die Vorstellungskraft). Nicht mehr der Gott Äskulap der Griechen, sondern die Heiligen Kosmas und Damian übernahmen nun die Funktion der Wunderheiler. Wieder kam der Heilschlaf, Incubatio genannt, zum Einsatz. In der Dämmerphase zwischen Schlaf und Wachen hatten die Patienten Erscheinungen ihrer verehrten Heiler, die die Diagnose stellten und Heilmittel verordneten (vgl. ACHTERBERG 1985).

Paracelsus, einer der bedeutendsten Ärzte aller Zeiten, der derzeit wieder entdeckt wird, lernte von weisen Frauen und integrierte deren Wissen in seine Heilkunde. Über die Imagination sagte er: *«Der Mensch besitzt eine sichtbare und unsichtbare Werkstatt. Die sichtbare, das ist sein Körper, die unsichtbare, das ist seine Imagination (Geist) ... Die Imagination ist die Sonne in der Seele des Menschen ... Der Geist ist der Meister, die Imagination sein Werkzeug und der Körper das formbare Material ... Die*

Véronique T. Gorris

Macht der Imagination ist ein bedeutender Faktor in der Medizin. Sie kann Krankheiten verursachen ... und heilen. Krankheiten des Körpers können mit Hilfe von Arzneien geheilt werden oder dank der Macht des Geistes, der durch die Seele wirkt.» (ACHTERBERG 1985, S. 99-100).

Der Beginn des wissenschaftlichen Zeitalters brachte es mit sich, dass alles, was auch nur andeutungsweise mit Irrationalität und Intuition zu tun hatte, verfemt war. Für Intuition, Gefühle, Imagination und ganzheitliches Denken ist in einem Universum, bestehend aus Rädern und Zahnrädern, kein Platz (vgl. ACHTERBERG 1985). Aus dieser Haltung heraus wurden nun die Frauen und ihr intuitives Wesen gnadenlos unterdrückt.

Keller hat die Angst von Bacon und anderen Wissenschaftlern des neuen Zeitalters vor dem Weiblichen aufgezeigt. Mittels Objektivität wird der Versuch gemacht, alles Weibliche, das mit der Natur gleichgesetzt wird, zu unterdrücken. Descartes behauptete, dass es absolut nichts am Körper gäbe, das etwas mit dem Geist zu tun hätte und umgekehrt. Dies war gleichsam die Erlaubnis, den Körper zu sezieren, zu zerlegen, gründlich zu durchleuchten und sonst wie in ihn einzudringen, ohne sich darum sorgen zu müssen, dass der Seele irgendein Schaden zugefügt würde. Um so größerer Schaden wurde jedoch der Imagination als Heilkraft zugefügt: Sie verlor ihren Status als zentrales Moment der medizinischen Praxis (vgl. ACHTERBERG 1985) über Jahrhunderte.

Ein Zitat eines Arztes aus unserer Zeit, der mit Imagination arbeitet, schlägt den Bogen zur Wiederentdeckung der Imagination in diesem Jahrhundert. Oyle ironisiert die vermeintliche Objektivität modernen ärztlichen Handelns. *«Der indianische Heiler und der westliche Heiler haben einen gemeinsamen Nenner, nämlich das Vertrauen und die Zuversicht des Patienten sowie des Heilers. Beide müssen an die Magie glauben, sonst funktioniert es nicht. Westliche Ärzte kritzeln geheime Formeln auf ein Stück Papier und fordern den Patienten auf, es dem Orakel in der Apotheke zu geben, ein Opfer darzubringen und dafür würde er einen magischen Heiltrank erhalten.»* (ACHTERBERG 1985, S.134)

Unserer Meinung nach geht es weniger ums Glauben als darum, dass unsere inneren Vorstellungen sich auf unseren Körper und unser Wohlbefinden auswirken. In diesem Zusammenhang ist es wichtig, auf den Placeboeffekt hinzuweisen. *«Seine ständi-*

ge Präsenz in medizinischen Untersuchungen über Arzneimittel und chirurgischen Eingriffe sorgt für reichlich Beweismaterial im Hinblick auf den Wirkmechanismus Geist-Körper.» (ACHTERBERG 1985, S. 115-116). Der Mechanismus, der Placebos wirken lässt, ist der der Imagination: Der Patient «glaubt» an die Wirkung des Mittels. Das seltsame ist nur, dass die Wissenschaftler so viele Anstrengungen unternommen haben, um ihn (den Placeboeffekt) per Kontrolle wieder und wieder nachzuweisen und so wenige, um herauszufinden, wie man ihn in der Gesundheitsvorsorge am vorteilhaftesten einsetzen könnte (vgl. ACHTERBERG 1985).

Inzwischen gibt es auch den Begriff des Noceboeffektes, der deutlich machen soll, dass bestimmte negative Denkweisen und Einstellungen eine krankmachende Wirkung haben können. Wenn wir vom Arzt als Arznei (vgl. BALINT 1964) sprechen, bildet sich darin ebenfalls ein vorstellungsmässiger, heilkräftiger Vorgang ab. Anfang der Siebziger Jahre führten Simonton und Simonton die Arbeit mit Vorstellungsbildern in die Behandlung der Krebskranken ein. Es wird hier meistens von Visualisierung statt von Imagination gesprochen. Heute gehört die Anwendung von Visualisierungen in der Arbeit mit Schwerstkranken zum Standard.

Bevor wir auf die Imagination in der Psychotherapie näher eingehen, möchten wir noch auf die Imagination im tantrischen tibetischen Buddhismus hinweisen. Es erscheint uns eindrucksvoll, dass hier in einem zweieinhalbtausendjährigen Denksystem Prinzipien ausgedrückt werden, wie wir sie heute in der kognitiven Verhaltenstherapie wieder finden (vgl. KANFER et al. 1996). Bekanntlich geht man im Buddhismus davon aus, dass jedes Wesen Buddhanatur besitzt. Um in Kontakt mit der Buddhanatur zu kommen, gibt es Übungen, sich mit dieser Buddhanatur mittels Imagination zu verbinden. *«Eine der hauptsächlichen Übungen auf allen Stufen des Tantra besteht darin, unsere gewöhnliche Sichtweise von uns selbst aufzulösen und dann aus der Leere, in die wir alle diese Vorstellungen aufgelöst haben, im strahlenden Lichtkörper der Gottheit zu erstehen ... Die Gottheit, mit der wir uns identifizieren, steht hier für die in uns schlummernde Erfahrung völligen Erwachtseins, die in uns verborgen liegt ... Der Zweck dessen, uns in der Form einer bestimmten Gottheit zu sehen, besteht darin, die Entwicklung der uns innewohnenden Weisheit voranzutreiben ... Die Gesundheit von Körper und Geist ist in erster Linie eine Frage unseres Selbstbildes ...* » (YESHE 1993, S. 45-54). (REDDEMANN und SACHSSE 1997, S. 123-125.)

4.
KÖRPERSYMBOLIK – DIE ROLLE VON GESTEN

Körperliche Symbole spielen in jeder Form der Heilkunde eine wichtige Rolle. Solche alltäglichen Chiffren sind zum Beispiel die bloße physische Anwesenheit der Therapeut/in, die Kleidung der Therapeut/in (etwa weisser Mantel versus Alltagskleidung), der Blickkontakt (direkt, zerstreut, auf einen Bildschirm gerichtet), das Reichen einer Hand beim Gruß und dergleichen, also im Grunde zwischenmenschliche oder arbeitstechnische Stilfragen.

Ein spezielleres Gebiet ganzheitlicher Gesundheitsarbeit stellt die Verwendung archaischer Körpersymbole dar. Unter archaischen Körpersymbolen werden hier Verhaltensweisen und Gesten verstanden, die in der Ethnomedizin bzw. auch mit Hilfe von standardisierten Entspannungs- und Visualisationstechniken entdeckt und verfügbar gemacht werden. Wesentlich ist, dass es sich hier nicht um Gesten handelt, die etwa durch Nachahmen erlernt werden, sondern um höchst individuelle «Wegweiser», persönliche Schlüsselgesten. Derartige archaische Körpersymbole können zunächst sowohl dem Therapeuten, der Therapeutin als auch später dem Klienten, der Klientin Orientierung vermitteln.

Die Suche nach dem «inneren Weisen» oder «inneren Heiler» lässt sich in einer Vielzahl von Ethnien finden, sie ist ebenso in den Naturreligionen als auch in den Hochreligionen bekannt. In der «modernen» Gesellschaft werden auf unterschiedlichen Niveaus vielerlei diesbezügliche Verfahren angeboten. Es besteht ein Nahverhältnis zu Imaginations- und Tagtraumtechniken; beim Erarbeiten von archaischen Gesten wird allerdings insbesondere die Verbindung mit dem Körper betont.

Da durch die Verbindung mit dem Physischen der Realitätsbezug weitgehend gesichert ist, eignet sich diese Form der Arbeit mit archaischen Symbolen gut für die Weitergabe in Seminaren, für die Selbsterfahrung und für die Arbeit mit Patienten. Für den vorliegenden Lehrgang wurde die entsprechende Selbsterfahrung vorgeschlagen, da sie wenigstens ansatzweise auch schriftlich, etwa in

Form eines Lehrbriefes, angeleitet werden kann.

Die hier vorgestellten Beispiele eines Sich-Einlassens auf archaische Körpersymbole entstammen, ausgehend von schulmedizinscher, psychotherapeutischer und künstlerischer Kompetenz, langjähriger Beschäftigung mit der Bewusstseinsarbeit nach FELDENKRAIS, der tibetisch-buddhistischen Medizin, den andinisch-indianischen Heiltraditionen und urchristlichen Quellen. Eine entsprechende Standardisierung erfolgte unter dem Begriff «Conmove».

Wie langjährige Forschungstätigkeit auf dem Gebiet der menschlichen Bewegung, Urgebärden und archaischen Körpersymbole ergeben hat, können wir über diese Mittel Zugang zu tieferen Wesensanteilen der Person finden. Hierdurch kommen wir mit unseren essentiellen Anlagen in Kontakt, was einerseits der individuellen Entfaltung dienlich und Wegweiser für die authentische Entwicklung des Einzelnen in Harmonie mit dem Ganzen sein kann, andererseits in kundigen Händen therapeutisch und heilend Anwendung findet.

Urgebärden und archaische Körpersymbole sind universell im Menschen vorhanden und können dank entsprechender therapeutischer Begleitung erweckt und bewusst gemacht werden. Dies gelingt unter fachkundiger Anleitung im Zustand der Tiefenentspannung, wodurch das Auftauchen von Bildern und Gefühlen aus den unbewussten Seinsschichten gefördert wird. Dieser Vorgang wird durch den Therapeuten mit Hilfe bestimmter Visualisations- und Imaginationstechniken gefördert. Dieser Zugang zum inneren Heiler kann sowohl beim Therapeuten als auch beim Patienten wachgerufen werden, der dadurch mit Hilfe seiner Selbstheilungskräfte den Heilungsprozess begünstigend unterstützen kann.

5.
SELBSTERFAHRUNG DURCH BEWEGUNGSARBEIT UND INNERES ROLLENSPIEL

Der Zugang zu den uns innewohnenden Urhaltungen und authentischen Gebärden kann unter entsprechender Anleitung sowohl a) über Visualisation und Tiefenentspannung gehen (siehe oben) als auch b) über die Bewegung selbst zustande kommen.

Bei letzterem Ansatz, der mit Körperarbeit verbundenen Imagination, der das Kernthema dieses Beitrages darstellt, wird die jeweilige Person bzw. die Gruppe gebeten, sich aus dem Inneren heraus zu essentiellen Bewegungen begleiten zu lassen. In Bewegung wird dabei etwa folgenden Fragen intuitiv nachgespürt: Wo stehst du? Wohin gehst du? Welche sind deine wesentlichen inneren Anlagen? Dabei sollte der Verstand zur Ruhe kommen, während der Körper eingeladen wird, ganz aus dem Inneren in Form einer Abfolge von Bewegungen seine Gestaltung zu finden. Parallel mit oder durch diese Gebärdensprache eröffnen sich dem Suchenden Schritt für Schritt Einsichten in das eigene Sein und die ihm innewohnenden Möglichkeiten.

Es ist erstaunlich, welche Botschaften hier – bei stimmiger Anleitung – sichtbar werden. Verborgene Anlagen treten an die Oberfläche und werden für den Einzelnen zu gelebter Erfahrung und wegweisender Wirklichkeit. Des Öfteren berichteten mir Menschen Jahre nach derartigen Erlebnissen, dass sich in solch einem Augenblick klares Erkennen für sie eröffnete, das Weichen stellend auf ihre Zukunft war.

Ebenso kann der Therapeut zur Kontaktaufnahme mit bereits vorgegebenen archetypischen Figuren (im Sinne der Archetypen bei C.G. Jung) einladen. Die Einladung zur Begegnung mit dem «inneren Harlekin» hat sich im Laufe meiner Arbeit als sehr wirksam erwiesen und wird deshalb hier gesondert erwähnt. Ihr Motto lautet «Humor ist heilig und heilsam». Ich konnte bei vielen Menschen beobachten, dass dieses Bild, in Bewegung erlebt, Lebensenergie und Selbstheilungskräfte in besonderer Weise zu wecken vermochte. Seinen intuitiven Botschaften war profunde Weisheit zu entnehmen.

Oft lud ich Menschen ein, den Weisen und den Harlekin in sich selbst einander begegnen zu lassen und in deren Zusammenspiel etwas Drittem, Neuem, nachzuspüren. Dieses Dritte, Neue, eröffnete meistens einen klaren und deutlichen Schritt im Sinne des Bewusstwerdens.

6.
Patientenarbeit/ Fallbeispiele

Fallbeispiel 1

«Weniger ist mehr»
Als aufmerksame Begleiterin lernte ich, Botschaften möglichst wertfrei zu betrachten und auch scheinbar «Nichts-Sagendes» deuten zu lernen, wie im Falle folgender Begegnung:

Sigrid B., Teilnehmerin einer Gruppe, fühlte keinerlei Antrieb sich zu bewegen, empfand nur tiefe Leere, die ihr anfangs unverständlich war, da sie dieses Gefühl nicht einzuordnen wusste. Als ich sie einlud, in genau dieses «Nichts» hineinzuhorchen und die entsprechende Gestik der Unbeteiligtheit zu beobachten, wurde uns in gemeinsamer Schau bewusst, dass sie eine deutlich passende Richtungsweisung für ihre momentane Lebenssituation erhalten hatte: als Topkarrierefrau mit 50-Stundenjob, Mitte 40, Zustand nach Brustkrebsoperation, sehnte sie sich im Grunde nach einer für sie heilsamen Leere in Form von Urlaub, Terminpausen und Erholungsphasen. Drei Monate nach dieser von Gefühlen und Gesten vermittelten Einsicht rief sie mich an, um mir glücklich mitzuteilen, dass sie die Botschaft begriffen und ihre Anstellung auf eine Halbzeitbeschäftigung reduziert hatte. Nie zuvor hätte sie sich träumen lassen, wie gut ihr dieser neu errungene Freiraum tat. Dies geschah vor ca. 15 Jahren, Sigrid B. ist seither gesund geblieben.

Fallbeispiel 2

«Wenn Du einen Stab verkürzen willst, setze einen längeren daneben»
In der andinen Heiltradition visualisiert der Heiler über das Symptom hinaus einen Bewusstseinszustand in Richtung Gesundheit und lädt geistig oder verbal den Patienten ein, ihm auf diese Ebene zu folgen. Gleichzeitig wird entweder durch Reinigung oder durch

Transformation versucht, die Erkrankung heilend umzuwandeln oder aufzulösen. Dies kann sowohl vom Behandler als auch vom Patienten selbst oder von beiden gemeinsam unternommen werden. Hier ein konkretes Beispiel aus der ethnotherapeutisch inspirierten Arbeit:

Domenica R., 40, bat mich um Rat wegen einer Eierstockzyste, die kurz zuvor schulmedizinisch diagnostiziert worden war. Im Zustand der Tiefenentspannung lud ich sie ein, sich ihrem Symptom auf einer symbolischen Ebene zu nähern. Ich bat sie, sich die erkrankte Stelle ausserhalb ihres Körpers vorzustellen, um zu beschreiben, wie sie die Zyste nun wahrnahm. Sie sah einen Lehmklumpen, «wie aus festgefahrenen Energien». In der nun folgenden therapeutischen Begleitung wurde offensichtlich, dass diese schlammige Masse ein Symbol für einen nichtgelebten Schritt in ihrer beruflichen Entwicklung war. Welche zurückgehaltene Lebenskraft verbarg sich darin? Als ausgebildete Krankenschwester hatte sie jahrelang ihren Ehemann, einen Gynäkologen, bei zahlreichen Geburten begleitet. In der Interpretation ihrer Gesten sahen wir sie als Vortragende, Lehrende. Es war für sie an der Zeit, das erworbene, umfassende Wissen weiterzugeben. Angesichts dieser neuen Perspektiven verwandelte sich der Erdklumpen vor ihrem geistigen Auge in eine sich weiter und weiter entfaltende Lichtspirale. Erleichtert, neu motiviert und innerlich gestärkt, verließ sie die Sitzung. Einige Monate später traf ich sie als Leiterin eines Universitätsfortbildungskurses für Hebammen wieder, eine Arbeit, die ihr in der Folge große Befriedigung verschaffte. So wurde tief liegendes intuitives Wissen zum hilfreichen Weichensteller.

Ausblick

«Wenn Du schnell gehen willst, geh langsam!» Das oben beschriebene Beispiel lässt erkennen, dass ganzheitlich orientierte Therapieformen das Zusammenspiel von körperlichen, psychischen und emotionalen Faktoren im Krankheitsgeschehen in neuem, differenziertem Verständnis berücksichtigen. Was sich vor allem in der Psychosomatik und Psychotherapie entwickelt hat, findet nun auch in umfassenderer Form Anwendung in einer holistisch verstandenen Medizin. Im ethnotherapeutischen Zugang werden die Person und ihr Leiden als Ganzes betrachtet und über das Symptom hinaus behandelt. Heilrituale, Wachtraum und Imaginationstechniken sowohl von Seiten des Behandlers als auch des Patienten sind wichtige therapeutische Elemente. Aus einem tieferen Studium dieser zum Teil uralten Traditionen ergeben sich für den westlichen Therapeuten/Mediziner fruchtbringende Erkenntnisse und integrative Heilansätze.

So hat sich in vielen Fällen die Arbeit mit Körpersymbolen sowohl in therapeutischer Hinsicht als auch in der Behandlung von Krankheiten bewährt, wobei Hinweise aus der Gebärdensprache oftmals heilsame Transformationsprozesse einleiteten und/oder die Selbstheilungskräfte aktivierten.

Anmerkungen

* Dankenswerter Weise wurde uns dieser Text, der Teil des Lehrmaterials des Masterlehrganges für Komplementäre Gesundheitswissenschaften des Interuniversitären Kolleg Graz/Schloss Seggau ist, für diese Publikation zur Verfügung gestellt.

Literaturverzeichnis

Achterberg, J.: Imagery in healing: shamanism and modern med. Boston, Shambala, 1985

Apostólico de Aguarico, V.: Fernando Payaguaje, El bebedor de yaje. Celestino Piaguaje, ECORASA, Autobiografía de un Secoya. Sushufindi – Río Aguarico 1994

Balladelli, P. P.: Entre lo mágico y lo natural. La medicina indígena. Testimonios de Pesillo. Quito 1990

Belote, L./ J. (comp.): Los Saraguros. Fiesta y ritualidad. Quito 1994

Carvalho-Neto, P. de: Antología del Folklore Ecuatoriano. Quito 1994

Costa, R./Estrella, E./Cabieses, F.: Bibliografía andina de medicina tradicional (Bolivia, Ecuador, Perú). Quito 1998

Feldenkrais, M.: Werke. Suhrkamp Verlag

Freire Rubio, E.: Quito, tradiciones, testimonio y nostalgia. Quito 1990

Fuller Torrey, E.: Witchdoctors and Psychiatrists. The Common Roots of Psychotherapie and Its Future. Toronto 1986

Hanh, T. N.: Ich pflanze ein Lächeln. Der Weg der Achtsamkeit. Goldmann München 1991

Haro Alvear, Mons. S. L.: Shamanismo y farmocopea en el reino de Quito. Quito 1971

Jacoby, H.: Jenseits von «Begabt» und «Unbegabt», hrsg. von Sophie Ludwig. Berlin 1980

Kanfer, F.H., Reinecker, H.S., Schmelzer, D.: Selbstmanagement-Therapie. Springer: Berlin, Heidelberg, New York, London, Tokyo, Hongkong, Barcelona, 1996

Kleymeyer, C.D.: Adivinanzas poéticas de los campesinos indígenas del mundo andino. Ecuador, Perú y Bolivia. Quito 1996

Lecoq, J.: Le théatre du geste. Paris 1987

Mukuink Masunink, M., Tukup Chiriap, F. C.: Sueños, visiones y poder. Shamanismo y simbolismo onírico en el pueblo achuar. Investigaciones del Centro de Cultura Achuar de Wasakentsa (Amazonía Ecuatoriana). Quito 1997

Paß P. F.: Tiefenpsychologische Grundlagen komplementärer Gesundheitswissenschaften – Grundlagen der therapeutischen Beziehungsgestaltung zwischen Selbsterfahrung und Fallarbeit, college@inter-uni.net 2005

Rawson, P.: Sacred Tibet. London 1991

Reddemann, L., Sachsse, U.: Stabilisierung. Persönlichkeitsstörungen 1997; 3: S. 113-147, hier S. 123-125

Rodríguez, G.: La sabiduría del kóndor. Quito 1999

Rosner, E.: Gottes Indiogesichter. Geschichten und Weisheit der Indioreligionen. Mainz 1993

Universidad Andina Simón Bolívar, Ecuador: Programas Internacionales de Postgrado. Convocatoria 1999. Quito 1999

Urbano, H.: Mito y simbolismo en los Andes. La figura y la palabra. Cuzco 1993

Yeshe, T.: Wege zur Glückseligkeit, Diamant-Verlag, 1993

Kurzbiographien der AutorInnen und Herausgeber

Emchi Dönckie
Dr. für Traditionelle Tibetische Medizin, Wien

- Geboren in Westtibet (Tingri), nach der Geburt Flucht nach Indien, seit 1969 in der Schweiz und Österreich
- 1987-1989 erstmals mit SRK-Projekt in Tibet (Erstes ausländisches Hilfsprojekt in Tibet)
- Mithilfe beim Aufbau von einer SRK finanzierten Traditionellen Tibetischen Medizinschule auf dem Lande in Westtibet.
- Organisation und Spendensammlung für den Aufbau einer tibetisch-traditionellen Heilpflanzen Produktionsstelle
- Patenschaften von unterstützungsbedürftigen Kindern (ca. 300 Kinder) in Lhasa und Umgebung in 3 Schulen (finanziert durch Privatpersonen in Europa und Amerika).
- 1991-1997 Ausbildung an der Hochschule für Tibetische Medizin (Hauptprofessor: Prof. Toru Tsenan Rinposche) mit Praktikumsjahr in traditionellen Spitälern und hauptsächlich auf dem Lande mit privaten erfahrenen Ärzten.
- Seit 8 Generationen tibetische Ärzte in der Familie
- Zur Zeit Hauptzuständige für das Curriculum des Universitätsprojekts «International Center of Higher Tibetan Studies» in Kärnten und Fachberaterin des Projekts
- www.tibet-medizin.ch

Véronique T. Gorris
Dr. med., Österreich – Ecuador

- Professorin an der Univ. Andina, Quito, Ecuador, für Gesundheit und integrative Medizin.
- Lehrtätigkeit im Interuniversitären Kolleg Graz/ Schloss Seggau (www.inter-uni.net); Lehrtätigkeit im CDI, Zentrum f. ganzheitliche Entwicklung, Quito.
- Mitbegründerin der reformpädagogischen Pachamama Schule, Ecuador.

- Ausgebildet in Allgemeinmedizin, mehrjährige Facharztausbildung in Physikalische Medizin.
- Intensive Beschäftigung mit integrativen Heilverfahren wie Körper-Psychotherapie, Homöopathie, chinesischer Medizin, Ethnotherapien.
- Persönlich ausgebildet von Moshe Feldenkrais, USA, und bei J. Lecoq, Theaterschule Paris.
- Begründerin der Lehren CONMOVE – die heilsame Kunst der integrativen Bewegung und INTIKIN – Integrativ-kinästhetische Regulation.
- Seit 25 Jahren Seminar- und Konferenztätigkeit auf internationaler Institutions- und Universitätsebene.

Koschka Hetzer-Molden
Wien

- Geboren in Hamburg, als Kind zehn Jahre in Rumänien.
- Studium am Max-Reinhardt-Seminar, Wien (Schauspiel und Regie) und an den Universitäten Wien und Hamburg (Theaterwissenschaft, Psychologie, Psychiatrie).
- 26 Jahre Kulturredakteurin beim ORF, Moderatorin, Ressortchefin (Buch).
- 20 Jahre Mitarbeit beim Europäischen Forum Alpbach (Kulturbereich).
- Freie Journalistin (Fernsehdokumentationen), Buchautorin, Artikel für Zeitschriften.

Johannes Kainberger
MBA, MPA, Haslach, Oberösterreich

- Geboren 1972
- Studium an der Musikhochschule Wien.
- Studium der Rechtswissenschaften an der Johannes Kepler Universität Linz.
- Studium der Verwaltungswissenschaften in Wels.
- 1999: Gründung des Instituts body & health in Linz.
- 2001: Gründung der body & health academy in Haslach.

- Direktor der «body & health academy – school of public health» in Haslach an der Mühl, OÖ, Wien und München.
- Präsident des Österreichischen Gesundheits- und Sozialforums.
- Präsident des Dachverbandes für neue Gesundheits- und Sozialberufe.

Lehner Wolfgang
Dr. med., Österreich – Thailand

- Geboren 1949
- Seit 1984 medizinischer Berater und in der pharmazeutischen und medizinischen Forschung tätig.
- 1995 Thailand: Studium und Forschung der Traditionellen Thailändischen Medizin mit Unterstützung der thailändischen Regierung und der dortigen pharmazeutischen Wissenschaft.
- 1998 Gründung einer eigenen Firma u.a. zur Erforschung von Kräutermedizin (TTM)
- Zahlreiche medizinische Publikationen und Vorlesungen
- 2001 Mitglied der pharmazeutischen Wissenschaftsfakultät Khon Kaen Universität, Thailand
- 2002 Promotion an der Marylebone Universität, UK als Ph.D. in Ethnomedizin
- Medizinischer Direktor und Vorsitzender des Aufsichtsrats von Pharmaziegesellschaften

Li Xiaoya
Dr. med., Augsburg

- Geboren 1955
- Medizinstudium in Wuhan, China, Promotion an der FU Berlin bei Prof. Dr. med. F. Adlkofer, langjährige Praxiserfahrung am Zentralklinikum Augsburg und am Klinikum der Universität Ulm, später Chefärztin für traditionelle chinesische Medizin an der Wiedemann Parkklinik, durch dem Berufsverband Deutscher Internisten beauftragte Kursleiterin für Naturheilverfahren und traditionelle chinesische Medizin.

Ploberger Florian
Dr. med., B. Ac., Wien

- Geboren 1973.
- Akupunkturausbildung bei der ÖGAA; TCM-Ausbildung bei Claude Diolosa; Bakkalaureat in Akupunktur der K.S. Universität (USA); 4 Semester Studium der Sinologie, Studienaufenthalte in China (TCM-Universität in Peking, TCM-Universität in Chengdu), Tibet, Nepal und Indien.
- Lehrtätigkeit und Publikationen seit 1997. Autor u.a. eines Buches über tibetische Medizin mit einem Vorwort des XIV. Dalai Lama.
- Präsident der ÖAGTCM und ärztlicher Leiter des BACOPA Bildungszentrums.
- Zurzeit unterstützt er das Team des Dalai Lama bei der Realisation des «International Centre of Higher Tibetan Studies» (Privat-Universität) und hält an der Wiener Universität eine Vorlesung über Tibetische Medizin.

Vinod Verma
Dr., Indien

- Studium der Neurobiologie in Paris, Promotion in Fortpflanzungsbiologie und Ayurvedastudium in Indien; Forschungsaufenthalte in den USA und in Freiburg.
- Intensive Forschungs- und Lehrtätigkeit der ayurvedischen Heilkunde, behandelt und unterrichtet in Europa und Indien.
- Autorin zahlreicher Bücher.

Wintgen-Samhaber Irmgard
Mag. Dr., Linz

- Geboren 1970
- Sozial- und Wirtschaftswissenschafterin
- Studium der Gesundheitswissenschaften
- 2001–2005 wissenschaftliche Mitarbeiterin am Institut für Soziologie, Johannes Kepler Universität Linz

- Arbeitskreisleiterin beim Linzer Gesundheitssymposion
- Herausgeberin von Fachpublikationen im Gesundheits- und Sozialwesen
- Ärztlich geprüfte Yogalehrerin
- Trainerin in der Erwachsenenbildung

Zapotoczky Klaus
Univ.-Prof. Dr., Linz

- Geboren 1938 in Linz
- Professor für Soziologie an der Johannes Kepler Universität Linz
- Studien der Rechtswissenschaften in Wien (Österreich) 1956-1961 und der Sozialwissenschaften in Leuven (Belgien) 1961-1964.
- 1964–1966: Unterrichts- und Forschungstätigkeiten in Deutschland
- 1966–1976: Assistent am Institut für Soziologie der Hochschule Linz, bzw. an der Universität Wien
- seit 1976: Universitätsprofessor für Soziologie an der Johannes Kepler Universität Linz und Leiter der Abteilung für Politik- und Entwicklungsforschung.
- seit 1981: Veranstalter der Linzer Gesundheitssymposien «Gesundheit im Brennpunkt»
- seit 1995: gem. mit Univ.-Prof. Dr. P. Atteslander u.a. Organisator der Europäischen Gesundheitsgespräche
- Herausgeber der Schriftenreihe Gesundheit – Mensch – Gesellschaft beim Universitätsverlag Rudolf Trauner, Linz
- Autor vieler Publikationen vor allem zu den Themen Gesundheit, Analyse der Gegenwartsgesellschaft, Entwicklungszusammenarbeit, Sicherheit.